体育运动中的深层组织按摩技术

（全彩图解版）

[英]简·约翰逊（Jane Johnson） 著 陈俊飞 译

DEEP TISSUE MASSAGE

人民邮电出版社
北京

图书在版编目（C I P）数据

体育运动中的深层组织按摩技术 ： 全彩图解版 /
(英) 简·约翰逊 (Jane Johnson) 著 ; 陈俊飞译. --
北京 : 人民邮电出版社, 2019.5
ISBN 978-7-115-49623-2

Ⅰ. ①体… Ⅱ. ①简… ②陈… Ⅲ. ①运动性疾病－损伤－按摩 Ⅳ. ①R454.4

中国版本图书馆CIP数据核字(2018)第235740号

内 容 提 要

本书介绍了增加按摩深度的技巧、效果、应用场景，正确使用身体和工具的方法以及实施过程中与客户的沟通技巧等基础知识，并解析了按压技术和拉伸技术这两种主要深层按摩方式的实施步骤和适用情况。本书还以分步骤图解的形式，对躯干、下肢和上肢的深层组织的按摩手法及其优点和缺点进行了讲解，并结合案例教授了深层组织按摩方案的设计方法。不论是初学者，还是希望提升自身水平的按摩治疗师、物理治疗师及康复师等相关从业者，都可从本书中获益。

◆ 著　　[英] 简·约翰逊（Jane Johnson）
　译　　陈俊飞
　责任编辑　刘　蕊
　责任印制　周昇亮
◆ 人民邮电出版社出版发行　　北京市丰台区成寿寺路 11 号
　邮编 100164　　电子邮件 315@ptpress.com.cn
　网址 http://www.ptpress.com.cn
　固安县铭成印刷有限公司印刷
◆ 开本：700×1000　1/16
　印张：13　　2019 年 5 月第 1 版
　字数：231 千字　　2024 年 12 月河北第 12 次印刷
著作权合同登记号　图字：01-2016-10041 号

定价：99.00 元

读者服务热线：(010)81055296　印装质量热线：(010)81055316
反盗版热线：(010)81055315
广告经营许可证：京东市监广登字20170147号

目 录

第三部分　深层组织按摩技术的应用

第四部分　深层组织按摩流程和方案

前言

很多客户都非常喜欢深层组织按摩的感觉，在被问及对按摩力度的偏好时，客户总会要求按摩治疗师“用力”或“深压”。但是，有些按摩治疗师不愿将这种按摩方式应用到他们的治疗过程中，认为这其中需要施加的力度大于他们能够施加的力度；还有一些按摩治疗师担心增加按摩力度会带来安全隐患。在本书中，你将了解如何在按摩中安全、有效地增加按摩力度。本书简单地阐明了如何借用杠杆原理来加强按压和拉伸组织的力度。遵循本书所提供的指南，并适当进行实践，你就能为客户提供舒服且力度适中的按摩治疗。

如果你是一名经验丰富的按摩治疗师，本书将为你提供如何避免过度使用双手的技巧。最佳的按摩方法是使用前臂、拳头和肘部。可能你是一名精通深层组织按摩技术的按摩治疗师，想增加现有治疗方式的多样性；也可能你是一名按摩老师，想寻找可以在课堂上激发学生讨论的观点或方法。无论你是出于何种目的，本书中大量的图片、提示和技巧将给你带来启发。

本书第一部分主要介绍深层组织按摩的形式、效果和益处，这一部分还包含重要的安全应用问题，以及正确利用自己身体和使用按摩工具的指南。

第二部分阐述了两种主要的深层组织按摩技术：按压技术（第3章）和拉伸技术（第4章）。

第三部分的各章分别讲解身体不同部位的按摩技术：第5章介绍躯干深层组织按摩技术，第6章介绍下肢深层组织按摩技术，第7章介绍上肢深层组织按摩技术。在每一章中，你都能学习到俯卧位、仰卧位和四分之三卧位的深层组织按摩技术。

最后，第四部分主要介绍深层组织按摩的常规方案，这一部分可帮助你练习在实践中如何进行身体不同部位的治疗。

无论你是刚通过资格认证的按摩治疗师，还是已经具有多年经验的按摩治疗师，我们都希望你能利用更多的机会实践书中介绍的技术——找到你喜欢的技术和治疗方法，摒弃你觉得没有用的技术和治疗方法。通过实践你会发现这里提供的技术便于应用，很快就能成为你按摩实践的一部分。本书致力于传播按摩实践相关知识，请与其他按摩治疗师分享这些技术。

致谢

首先，我要感谢按摩治疗师道格拉斯·尼尔森（Douglas Nelson，LMT），他根据我提供的原始照片重新呈现出这些治疗体位、手法以及深层组织按摩技术。同时感谢两位模特：亚伯拉罕·琼斯（Abraham Jones）和瑞贝卡·蕾（Rebecca Ray）。

感谢本书英文版的编辑阿曼达·尤因（Amanda Ewing）尽量保持了手稿原貌，感谢约翰·温特沃斯（John Wentworth）进行了文字编辑工作，感谢南希·拉斯马斯（Nancy Rasmus）为*Hands-On Guides for Therapists*系列丛书提供完美清晰的平面设计。

同时还要感谢多年来访问我工作室的按摩治疗师，谢谢你们提出了许多有关深层组织按摩的宝贵意见。希望这本书能回答你们的问题。

最后，我要感谢人体运动出版社的策划编辑约翰·迪金森（John Dickinson）给我撰写本书的机会。

第一部分

深层组织按摩技术入门

欢迎想进一步学习深层组织按摩技术的朋友。在第1章中，我们将介绍深层组织按摩的主要应用方法，以及按压技术和拉伸技术的效果。你将能够了解这种治疗方式能为你和客户带来哪些益处，以及这种按摩方式与运动按摩方式的不同之处。本章还提供了何时何地使用深层组织按摩技术的建议，以及增加按摩深度的技巧（我们将在第二部分对这一内容进行更加详细的阐述，那时你将能真正掌握各种不同的应用方法）。

第2章涵盖了有关深层组织按摩技术应用的所有知识。我们将帮助你确定治疗目标，并探讨治疗的思路。安全指南部分可帮助你安全有效地使用深层组织按摩技术。此外，这一章还提供疑难问题和常见问题解答，以帮助你消除疑虑，排除故障。在每一章的结尾处，我们都设置了一些小问题。通过回答这些问题，你可以检验自己对章节内容的掌握程度，并强化所学的内容。本书结尾部分附带简答题的答案。

第1章

深层组织按摩简介

在第1章中，我们通过探讨深层组织按摩应用过程中涉及的概念对这种按摩方法进行概述。深层组织按摩主要有两种应用方法：按压技术和拉伸技术。了解这些技术（单独或组合使用它们）的使用效果将有助于你判断哪种形式的按摩能够为客户带来最大的益处。这一章将为你学习第3章和第4章的内容做准备。

这一章还提供了一些常见问题的答案，这些问题包括：如何增加按摩深度？深层组织按摩与运动按摩有哪些不同之处？深层组织按摩带来的效果和益处有哪些？最后，我们还会探讨在什么时间和地点适合使用深层组织按摩技术。

应用方法

手法按摩使用5种众所周知的技术：轻抚法、揉捏法、叩抚法、摩擦法和振动法，每种技术均有多种不同的应用方法。这些都是瑞典式按摩的基础手法，按摩的效果会随按摩的力度和速度、按摩治疗师和客户的身体与情绪状态等各种因素的变化而发生变化。在本书中，你将学习如何使用按压技术和拉伸技术更加深入地按压组织——皮肤、肌肉及其筋膜。深层组织按摩的基础技术有多种不同的应用方法。

按压技术

其实很多的按摩都使用了按压技术：如轻抚法中采用的大面积轻柔的按摩手法，

揉捏法中采用的深压和扭转动作，以及“抓握”肌肉或提肌时所采用的被称为“捻”的技术。你甚至可能用手指或拇指深压局部肌肉的某个特定点（如扳机点）。在这里，你将学习如何在进行深度按摩的同时保护自己的手部，因此你需要了解前臂、拳头和肘部的最佳使用方式。本章还讨论了挤压技术和有关按摩工具的使用建议，这些按摩工具对按压肌肉的特定点非常有效。你还将学习静态按压技术，以及如何将它与拉伸技术结合起来进行真正的深层组织按摩。

叩抚法也是一种按压形式，但此处不再讨论。这种手法所用的那种短暂而急促的叩击（如砍劈、拍打和击打）都是通过急促按压组织来产生刺激感，旨在舒张血管、振动组织和激发皮肤反射。本书所述的按压技术则是缓慢而持续的，旨在促进深层肌肉放松，减少而不是增加肌张力。第3章将介绍应用按压技术时会用到的所有知识。

图1.1*a*~*e*展示了不同按压形式产生的不同效果。分层图显示了皮肤、肌肉和骨骼的横截面。筋膜未在图中显示，该组织位于皮肤下方，包裹肌肉和筋膜鞘。

你可能听过这样一个问题：大象脚印和女士高跟鞋，哪种能在地毯上留下更深的印迹？很多人脱口而出是大象脚印，因为大象的体重实在是太大了。然而，如果将相同的重量施加到相同的表面上，则受力面积越小，印迹越深。所以，虽说女士比大象轻很多，但鞋跟会将重量施加到一个很小的区域内，从而在地毯上留下更深的印迹。而大象的扁宽足会将重量分布在一个较大的区域内，因此踩在地毯上只会产生较浅的印迹。明白这一点有助于我们理解深层组织按摩中的按压技术。

注意，尽管按摩工具（图1.1*e*）的施力面积较小，但使用它实现的按压深度与使用肘部（图1.1*d*）实现的相同。其原因是，使用按摩工具时通常会因生物力学方面的限制而无法施加同等的力。使用拳头时情况也是如此。拳头（图1.1*c*）的面积比前臂（图1.1*b*）小，你可能认为使用前臂能够更加深入地按压组织。但是，使用拳头或按摩工具时，手臂通常要保持伸直，肘部和手腕处于中立位（Neutral Position）便于施力。保持这种姿势比使用前臂更费力（使用前臂时，身体倾靠客户，可将重力转化成按压力）。

使用肘部或按摩工具时，还要注意按压的深度。你可以直接按压骨骼组织，但这既不安全也不可取。在按摩较薄的肌肉或接近骨骼的肌肉时，需谨慎操作。

理解图1.1有助于你区分不同的按压形式所产生的效果。实际的按压程度将取决于你的力量、杠杆力、被按压的组织类型和组织状态。肌肉比肌腱更耐按压；高张力的肌肉比低张力的肌肉更难按压。对于相同方式和力度的按压，肌肉紧张的客户比肌肉放松的客户更容易感受到按压的“深度”。所以，虽然你将学到如何使用按压技术深压组织，但肯定不能在任何时候都应用深层组织按摩技术。

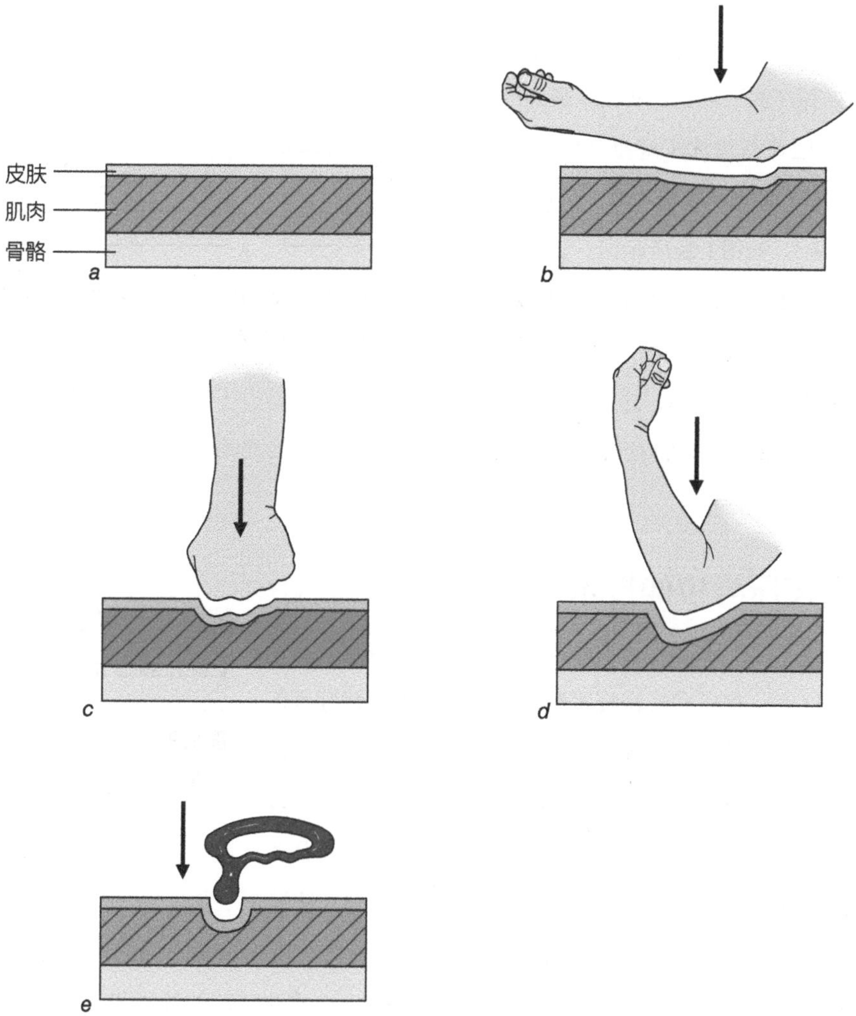

图1.1　按压类型：*a*. 组织未受到按压；*b*. 使用前臂按压组织；*c*. 使用拳头按压组织；*d*. 使用肘部按压组织；*e*. 使用按摩工具按压组织

拉伸技术

每次按摩都是在拉伸组织。除非使用大量的按摩油，或手法如羽毛般轻柔，否则即使是采用轻抚法，组织也会受到轻微的拉伸。在这本书中，你将学到如何将皮肤、筋膜和肌肉的拉伸技术结合到按摩治疗方案中。这里所讲述的拉伸技术不同于运动后的拉伸以及客户治疗结束后的被动拉伸，而是一种特定的深层组织按摩技术。你将学习各种使用或不使用按摩油的拉伸技术，以及如何通过牵引肢体来提高拉伸效果。此外，我们还将介绍如何通过活动关节来增强关节周围肌肉的拉伸效果。这些拉伸技术是按摩治疗的一部分。在第4章中，你会学到很多安全有效地使用拉伸技术的提示和技巧，你还将了解到这些技术最佳的应用部位。

图1.2可帮助你了解拉伸对皮肤和肌肉的作用（图1.2*a*和*b*）。如图1.2*a*所示，涂抹大量按摩油后使用较轻的按压在皮肤上滑动，会产生轻微的拉伸效果，这不能被称为深层组织按摩。但是，不使用（或使用少量）按摩油（图1.2*b*），你可以抓握并拉伸皮肤，这种剪切应力可能会轻微拉伸皮肤下面的筋膜和肌肉。

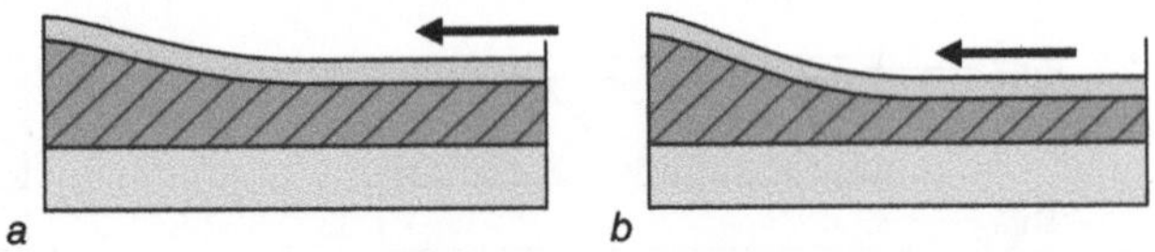

图1.2　皮肤和肌肉的拉伸：*a*. 涂抹大量按摩油的拉伸效果；*b*. 不使用或涂抹少量按摩油的拉伸效果

结合按压与拉伸技术

最后，我们来看结合按压与拉伸技术时会发生什么情况（图1.3）。按压和拉伸技术结合使用时，按摩治疗师的施力方向通常会与组织呈一定的角度，从而斜着而不是垂直地将力量作用到组织上。其结果是，虽然组织未受到较深的物理按压，但客户通常会反映他感受到较深的按压力。这可能是因为客户肌肉和肌腱中的拉伸受体被激活，向大脑传递拉伸感的神经信号。

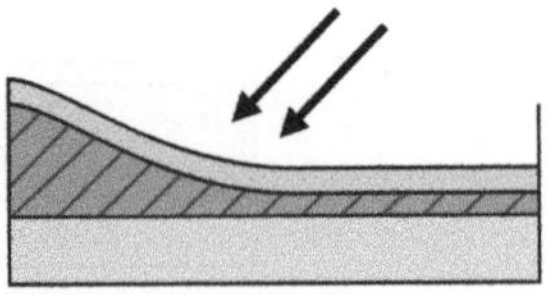

图1.3　按压与拉伸结合的效果

调整按压和拉伸的力度并将二者结合起来可为你带来多种不同的治疗选择。例如，涂抹按摩油和使用较大的施力面积（如前臂）会产生较轻的按压和拉伸效果；涂抹少量按摩油和使用较小的施力面积（如肘部）会产生较重的按压和拉伸效果。

如何增加按摩深度

无论你是一位刚通过资格认证的按摩治疗师，还是一位拥有丰富经验的按摩治疗师，你都有可能遇到喜欢深层组织按摩的客户。就生物力学观点来说，你可以通过以下5种方法来增加按摩深度。

1. 施加更多压力。很多按摩治疗师拒绝这种做法，觉得他们无法施加更多的压力，这也许是因为他们的体形比客户弱小，或者客户的肌肉特别发达。按摩治疗师对自己的按压力量缺乏信心，不想为要求深层组织按摩的客户提供治疗。你将在第2章学到利用你的身体或工具来增加按压力度的多种方式，而不需要考虑你的体重。

治疗经验

许多年前，我应邀为一群日本芳香治疗师举办了一场有关深层组织按摩的研讨会，这些芳香治疗师多为女性，其中大多体形娇小。他们最初怀疑自己能否应用深层组织按摩技术，但是在降低所有按摩床的高度并相互完成练习之后，他们发现通过适当的杠杆力和使用正确的技术，可以十分有效地应用深层组织按摩。

2. 保持相同的压力，但减小按压的面积。在第3章中，我们将探讨减小按压面积时会发生什么情况，比较使用前臂、拳头、肘部或按摩工具按摩所产生的效果有何不同。

3. 施加更多的压力，并减小按压面积。

4. 让客户收缩治疗肌肉的拮抗肌。拮抗肌收缩会降低主动肌（你正在按摩的肌肉）的张力，从而提高按压深度。我们在本书中所讲述的一些技术就是利用了这一肌肉的功能特性。

5. 让客户产生深度按压的感觉，而无需物理深压组织。这里我们将讲述深层组织按摩的技巧。在按摩过程中结合使用拉伸技术，能让客户产生深度按压的感觉。第4章将列出这方面你需要了解的所有内容，探索如何在使用或不使用按摩油时拉伸组织，以及如何使其与按压技术相结合以达到最佳的效果。

深层组织按摩与运动按摩的不同之处

运动按摩包括5种基本手法，同时结合先进技术，用以解决具体的问题，如肌肉痉挛、肌肉过度紧张、关节僵硬或瘢痕组织严重。运动按摩还可用于帮助运动员进行赛前准备或运动后恢复，包括一些专业技术，如软组织放松（STR）、肌肉能量技术（MET）或本体感觉神经肌肉促进术（PNF），这些技术均可单独使用或作为整体治疗方案的一部分结合其他技术使用。而深层组织按摩则是一项对于运动按摩治疗师来说非常有用的技能。

将深层组织按摩应用到运动按摩治疗中时，其应用方法非常多样：可以使用不同的介质（如按摩油、蜡、香脂和乳膏），还可以结合使用按压和拉伸技术以加强治疗效果。任何按摩治疗师都可以将深层组织按摩作为一种独立的疗法使用，但客户可能不想或不需要整个治疗过程中只有深层组织按摩。更为普遍的是，按摩治疗师在需要深度按压肌肉（如拉伸肌肉或增加关节活动范围）或客户特别喜欢身体某个部位接受深度按摩感觉时，才会使用深层组织按摩技术。非运动按摩治疗师会发现学习深层组织按摩技术非常有意义，因为这些技术使他们能够治疗更大范围的客户，并处理更多的情况。

深层组织按摩的效果

现在，让我们从生理学的角度来看看，在按压和拉伸组织时会产生什么效果——一些效果是显而易见的，例如关节活动范围变大；还有一些效果是细微而不易被观察到的，例如肌纤维的功能性排列。

按压的作用

无论使用哪种方法按压组织（使用前臂、拳头、肘部或按摩工具，又或是通过抓握和挤压肌肉），按压都会压扁小血管，暂时阻止血流通过某个区域。一旦施力减少，血管不再受到按压，新鲜血液会重新流进该区域。

想象一下铺满软水管的花园草坪。草坪代表身体肌肉，软管代表为肌肉的生长、维持和修复运输氧气和营养的小动脉和毛细血管。按压其中一个软管，例如在上面放块砖头，正常的水流就会被阻断或流量减小，从而使软管中的压力增加，喷到草坪的水量减少。砖头越重，阻塞越大，送到草坪的水就越少。同样，对组织施加更多的按压力，肌肉供血就会减少，使该区域的细胞缺乏所需的氧气和营养，从而无法正常地发挥其功能。深层组织按摩中所使用的按压技术会短暂阻塞血液供应，但整体上具有增加流向组织的血液的效果。

想象一下，踩在一块砖上使用全身重量阻塞软管中的水流会是什么情况。在水流被完全阻塞的情况下，如上所述，软管中会产生压力。想象一下，将脚和砖块移开时会发生什么。当管内压力高于正常压力时，水流会突然从软管中涌出。这可能与我们在做深层组织按摩时按压肌肉的情况是相似的。你是否注意到，在按摩过程中，去除按压后，被按压区域会迅速变成粉红色或红色？使用前臂、拳头、肘部或按摩工具按压组织时，我们会短暂阻碍血液流动。去除按压后，被按压区域的血流会突然增加，按压之前较为白皙的该区域突然变成粉红色甚至红色。显然，轻抚法会促进毛细血管中血液的扩散，因此通常在使用每一种按压技术之后应立即使用该技术。轻抚法中的轻柔剪切动作同样非常有用，因为其作用于目的组织的方式与垂直施力于组织的按压技术有所不同。

按压-轻抚-按压的重复循环可起到一种泵送作用，有助于将新鲜血液输送到之前稍微缺血的区域。新鲜血液是组织生长、维持和修复的必需养分。

从实践的角度来看，按压技术产生的神奇效果之一是能够帮助肌肉过度紧张的客户减少疼痛。例如，人们保持同一姿势多个小时后，其肩部、颈部和背部的肌肉通常都会变得紧张，缓解这种紧张是人们寻求按摩治疗的主要原因之一。导致这种肌肉疼痛的全部或部分原因可能是，持续缩短或伸长肌肉以保持某个静态姿势而使得肌肉内供血不足。

本书所讲述的按压技术类型也会对皮肤和肌肉的神经感受器产生作用，从而明显减轻肌肉紧张。因此，可使用这些技术治疗所有紧张（如痉挛）的肌肉或扳机点——身体中明显出现严重肌肉紧张的已知区域。在受到按压时，扳机点通常会触发同一块肌肉或其他肌肉区域的疼痛。通过持续按压扳机点，疼痛和紧张通常会得到一定程度的缓解。要了解更多有关扳机点以及如何使用按压技术治疗扳机点的信息，请参见第17页第2章的“设立意图”一节。

拉伸的作用

本书所讲述的被动拉伸技术有助于拉伸组织，还有助于重新排列胶原纤维并解除受限的筋膜和肌肉。纤维化是在通常不会形成结缔组织的区域中形成结缔组织。受伤后，身体的胶原蛋白脱落，在某些情况下会与纤维粘连，从而降低肌肉功能。这里所讲述的拉伸技术有助于胶原蛋白重新排列，并减少纤维化，从而促进肌肉恢复正常功能，可用于损伤后的康复过程。（与瑞典式按摩一样，本书所讲述的技术不可用于急性损伤期或急性损伤后初期的治疗。）

深层组织拉伸技术有助于改善关节因软组织而导致的活动范围受限问题。例如，当手腕骨折后接受固定，手腕屈肌和伸肌的肌肉和筋膜会因萎缩而缩短，其后果可能是影响客户正确使用其手腕、手指和肘部（同时受到前臂的屈肌和伸肌的影响）的能力。深层组织拉伸技术有助于提高手腕、肘部和手指的灵活性。

提升关节活动范围对于客户来说意义深远。例如，对于跖屈肌紧张的客户，增加脚踝背屈的幅度，对他能否用脚行走将起到非常重要的作用。拉伸盂肱关节的内收肌可以帮助客户外展肩关节，从而做到之前无法做到的梳发动作。跖屈肌通常会因踝关节固定（例如，踝关节扭伤或跟腱损伤之后）而缩短。手臂因肱骨或前臂骨折而接受固定，胸部接受手术，甚至仅仅是客户采取闭合或保护性脊柱后凸姿势（常见于老年人），这些情况都会导致盂肱关节内收肌缩短。这些仅是一些关节固定可能会导致软组织紧张的实例，深层组织拉伸技术对改善这些情况都非常有用。我相信，你可以想到其他更多可能引起膝盖、颈部和髋部肌肉缩短的情况。

最后，在深层组织按摩过程中结合使用按压技术或拉伸技术时，按压和拉伸带来的效果难以区分。从心理层面上来说，深层组织按摩能够产生舒缓的作用，将你带进深度放松状态，有助于提升整体舒适感。深层组织按摩具有强大的镇静功效，通常能为客户带来良好的催眠效果。

治疗经验

一位正接受一系列长期牙科治疗的客户前来请求我为他提供按摩服务，帮助他在每次接受牙科治疗前平静下来。该客户说，由于焦虑和担忧，他在接受牙科治疗的前一天通常都无法入眠。他尝试过接受普通按摩，但发现效果越来越差。在他接受牙科治疗的前一天下午，我主要针对他的颈部和上背部提供深层组织按摩。客户说，深层组织按摩使他深度放松，为他带来了更好的睡眠。

深层组织按摩的益处

很多人声称按摩对身体有好处，包括扩张浅表的血管、增加血液和淋巴回流的速率、减少肌肉痉挛和酸痛，以及加速身体修复。我们可以解释这些生理作用背后的理论过程，但大家普遍认为，所有这些说法均缺乏足够的科学依据。按摩方案不明确和按摩方法各异是对这种治疗形式展开研究的困难所在。有关按摩（包括深层组织按摩）的科学研究所面临的挑战之一是按摩应用方式的多样性。轻抚法和揉捏法是这类主题研究中常见的按摩手法，但如何应用这些手法的按摩方案却极少被规定。因而，大家很同情那些开展这方面研究任务的人。那些曾经试图为朋友开简单处方的人都会这样说，即使数量、质量或步骤发生微小的变化，也会产生明显不同的结果。你会搅拌牛奶后再添加面粉吗？还是添加面粉后再搅拌？边加面粉边搅拌是否会有影响？需要搅拌多长时间——是搅拌几分钟，还是直到搅拌均匀？如果搅拌几分钟后，面粉还是不均匀——是面粉添加得太多还是搅拌时间太短？有关按摩干预治疗的研究结果各异，这并不奇怪。毕竟，采用深层组织按摩时到底多深才叫深呢？（有关进一步的讨论，请参见第17页第2章的“设立意图”一节。）

尽管如此，我们还是能逐渐了解按摩所带来的生理作用。研究主要关注于生理参数，这可能是因为，不需要成为爱因斯坦你就能明白，按摩应该是一种美好的感受，能够增加你的幸福感。我们生活在一个注重循证实践的环境中，期望寻求所有按摩方式的量化数据非常合理。目前，有大量的证据支持深层组织按摩有益的说法，其中包括提供深层组织按摩的按摩治疗师和接受治疗的客户的感受和经验。

在这里，我们将列出按摩治疗师在使用深层组织按摩时所观察到的一些益处，同时还列出了按摩治疗师使用本书技术所能获得的益处。

为客户带来的益处

- 短暂按压组织有助于促进先前缺血区域的血液流通。
- 深层组织按摩有助于提高关节活动范围，特别是结合拉伸技术时。
- 深层组织按摩有助于治疗扳机点。
- 按压技术所带来的镇静效果有助于适应按摩，这对于刚开始接受治疗的客户相当有用。
- 深层组织按摩可增加区域的血液流量。
- 深层组织按摩可降低肌肉紧张度。
- 深层组织按摩可拉伸肌肉和筋膜。
- 剥离（stripping）等技术（第48页）有助于改善肌肉功能，特别是受损肌纤维与胶原蛋白产生不良粘连时。
- 深层组织按摩有助于治疗肌肉痉挛。
- 深层组织按摩通过拉长目标肌肉，帮助解决肌肉不平衡的问题。
- 深层组织按摩为喜欢深度按压的客户带去愉悦的感受。
- 拉伸技术对于喜欢主动参与治疗的客户（如许多运动员）特别有用。

为按摩治疗师带来的益处

- 深层组织按摩为按摩治疗师增加了一种疗法；在掌握瑞典式按摩和整体按摩的基础上，通过深层组织按摩可扩大按摩治疗师的客户群。
- 深层组织按摩是一种更加省力的按摩方式，更加注重利用体重和使用杠杆力，而不是动作或力量。
- （所有）按压技术和（一些）拉伸技术均能隔着衣服或毛巾使用，即能够为不能涂抹按摩油的客户提供治疗。
- 按摩治疗师可以在办公室隔着衣服为客户提供治疗，也可以将一些技术整合进常规的坐式按摩方案中。
- 关注紧张区域和避免多骨结构，有助于提高触摸技能。
- 使用前臂、拳头和肘部可以减小按摩治疗师的手指和腕关节因过度使用出现伤病的可能性。
- 深层组织按摩对于上肢患有关节过度柔软症的按摩治疗师来说更加安全。

何时何地使用深层组织按摩

深层组织按摩通常会使用到按摩油，因而一般在诊所、水疗中心、健身房或客户家中等私密环境中进行。提供这种按摩需要按摩治疗师集中注意力，所以必须在按摩治疗师感到舒适的环境中进行。客户也要有足够的时间，并尽可能在按摩过程中充分放松。此外，按摩可能会让客户进入深度放松的状态，因此在治疗后应该为客户提供整理的时间和空间。有些按摩治疗师建议，客户在接受深层组织按摩治疗后应避免驾驶汽车、操作机械或从事需要协调能力的任务。因此，虽然干式按压技术可以用于坐式按摩方案中，在客户的工作地点为其提供按摩治疗，但是这种按摩方式不适用于所有的工作场所。如果将这些技术结合到坐式按摩中，整个按摩时长要比瑞典式按摩短，按摩治疗师不可让客户进入深度放松的状态。很多按摩治疗师通常会在坐式按摩结束前，应用几分钟欢快的轻叩法来刺激客户，帮助他们重返工作的状态。这种情况下，使用深层组织按摩是没有问题的。

如本章前面所述，运动按摩治疗师经常使用深层组织按摩技术。运动按摩治疗师使用这些技术来解决伤后关节活动度降低的问题，或是将其作为赛事之间保养按摩的一部分。这些技术不可在运动前使用，因为拉伸肌肉会显著降低肌肉的爆发力。在运动后，通常使用普通按摩而不是深层组织按摩，因为按摩治疗师想要评估在比赛期间是否发生组织创伤。例外情况可能是需要使用深层组织按摩技术来治疗肌肉痉挛。

结束语

了解深层组织按摩及其效果和益处，以及何时何地使用这些技术后，现在你已经做好使用这些技术的准备了。在下一章中，你将看到很多有效使用自身体重和设备的方法。你还将看到相关的安全指南，确保你正确使用这种强大的按摩方式。

小问题

1. 在本书中，你将学到的两种主要的深层组织按摩技术是什么？

2. 你可以采用哪5种方法为喜欢深层组织按摩的客户增强按压的感觉？

3. 运动按摩与深层组织按摩相同吗？有何不同之处？

4. 在深层组织按摩为客户和按摩治疗师带来的所有益处中，哪几项适用于你与你的客户？

5. 将深层组织按摩技术应用到坐式按摩过程中（尽管深层组织按摩可以带来镇静功效）应注意的三个问题是什么？

第2章

深层组织按摩准备

这一章会先从提问题开始，即“你是什么类型的按摩治疗师”。我们认同深层组织按摩有多种不同的实现方法，并提出了“一分疼痛一分效果”的问题。这一章还将帮你确定治疗目标（如减轻肌肉痉挛、充分放松身体，或简单练习前臂轻抚法），确定最理想的治疗效果，以及确定按摩的工作意图（如“自信地”“认真地”或“有效地”）。这一章还将为你提出有关如何安全有效地使用身体和设备的建议。安全指南部分将为你提供有关深层组织按摩需要避免哪些主要解剖结构的信息，以及使用按压技术和拉伸技术避免伤害客户的安全方法。在本章的末尾，我们将介绍常见的问题，解决可能存在的问题，并提供解答疑难问题的提示。

你是什么类型的按摩治疗师

如果你是一名刚获得资格认证的按摩治疗师，那么你可能已经意识到，学习深层组织按摩是你的下一个培训目标。如果你是一名受过运动按摩训练的按摩治疗师，那么你可能已使用过这里所介绍的技术，并且好奇是否还有其他提高按摩技术的提示和技巧。或许你只是对按摩和软组织干预感兴趣，或者你是一名运动治疗师，对于按压技术和拉伸技术促进伤后康复感兴趣。无论你是什么背景，接受过什么培训，均可使用本章介绍的技能完善你自己的治疗方式。

正如你会在第3章（有关按压技术）和第4章（有关拉伸技术）中所发现的，组成深层组织按摩的要素非常简单，并且可以通过许多方式进行调整或组合。就像烹饪一样，三名厨师使用相同的材料却可以烹制出三道截然不同的菜肴，使用深层组织技术的按摩治疗师可组合各种技术，创建自己的按摩治疗方案。因此，应该承认每个按摩治疗师均有自己使用深层组织按摩的体会和如何做好最佳准备的方法。有些按摩治疗师认为，深层组织按摩会带来疼痛。对该问题的认识，可谓是深层组织按摩从业者的分水岭。

许多按摩治疗师坚定地认为按摩是“一分疼痛一分效果”，特别是对于运动按摩治疗师来说。他们认为，要想取得效果，深层组织按摩必定会带来疼痛。这一观点主要基于个人经验，在观察到客户反应髂胫带和小腿后群肌区域在接受极其疼痛的按摩治疗后，身体状况有所改善。因此，现在许多客户也认为深层组织按摩必须经历疼痛才有效果。

但是，对于希望提供或接受疼痛治疗的人来说，深层组织按摩必定是疼痛的这一说法毫无根据。希望你在应用本书所讲述技术的过程中能够发现，还有许多深层按压组织的方法，以及应对组织过度紧张的其他治疗方法（如肌筋膜松解和针灸等），这些方法在某些情况下可能比深层组织按摩更适合客户。大多数按摩治疗师都是为客户着想，希望对客户们有所帮助，即使是那些使用粗暴按摩方法的按摩治疗师，他们至少是部分满足了客户的期望，才能继续工作下去。然而，打消“一分疼痛一分效果”这种毫无根据的说法对我们按摩治疗师的工作非常重要，因为这一想法会对我们所有人产生三种非常不利的后果。

治疗经验

在教授运动按摩课程时，我注意到一名学生大腿外侧有严重的瘀伤，她解释说自己是一名跑步爱好者，会定期接受髂胫带按摩，她知道，这种按摩令人疼痛难忍，但却很有效。虽然客户对这种按摩多少有些厌烦，但是为了持续训练，她认为自己不得不接受这种严重到造成瘀伤的按摩。于是，在课堂上进行了一场辩论，有趣的是，虽然许多学生不认同这种想法，但还是有些学生认同瘀伤是深层组织按摩所带来的必然后果，不瘀伤就不会有效果。

第一，认为深层组织按摩必然会带来疼痛感，这会让成千上万对学习这种按摩形式感兴趣而又不想伤害到客户的按摩治疗师望而却步，因为这些按摩治疗师希望安全有效地施用“深层组织按摩”，同时又不给客户带来疼痛感。他们可能会研究出某种有用的技能，为患有各种症状的客户群提供治疗。第二，这种毫无根据的说法会让许多喜爱深层组织按摩的客户望而止步。第三，这种毫无根据的说法令一些客户感到困惑，他们认为采用深层组织技术的按摩治疗师会在治疗过程中给他们带来更多的疼痛。也许这些客户在过去有过疼痛的经历，即使换不同的按摩治疗师，尽管条件符合接受这种形式的按摩治疗，他们也不愿再次尝试。

本书的一个前提是，深层组织按摩不应给人带来疼痛感，并有充分的理由支持这种说法。如果你不确定深层组织按摩是否应该疼痛，那么请问自己以下三个问题。

1. **是否符合道德标准？**如果治疗过程本身就会导致疼痛，这是一回事；如果认为疼痛是必要的，并且故意造成这种疼痛，则是另一回事。况且这里所谈论的疼痛并不是你第一次学习按摩时或有点过度按压造成的疼痛（迅速缓和），也不是治疗扳机点所固有的“疼痛”。按摩治疗师认为要达到治疗效果必须经历持续的疼痛，这种疼痛是来自急剧而快速的按摩动作或过度用力按压，或是试图机械地迫使结构伸长。这种疼痛会让客户有所畏惧，治疗期间他们也会咬紧牙关或屏住呼吸，通常还会导致瘀伤。

2. **是否合法？**所有的按摩均需获得客户的同意。然而，疼痛感有较大的主观成分，由于疼痛的程度难以量化，同意使用或接受这种治疗均非常容易引起争端。经验丰富的按摩治疗师也许会说他了解客户及其疼痛的耐受程度，以及达到效果所需的疼痛程度。但是，如果按摩治疗师和客户之间存在误解（即使签署了同意书），也会出现法律纠纷。

3. **有疼痛的治疗真的比无疼痛的治疗更加有效吗？**从生理方面来说，疼痛会使体内的内啡肽增加，并使全身肌肉紧张加剧（尽管这是暂时的现象）。但是，肌肉紧张加剧与我们在按摩中所尝试达到的舒缓和降低肌肉紧张的效果相反。

最后，如果你仍然坚信，有些客户和某些身体部位接受治疗时必然忍受疼痛才能有效果，那么问问自己以下几个问题。

- 你确信没有疼痛就无法达到同样的效果吗？是否有其他你未发现的深层组织按摩技术，可以实现相同的或更好的治疗效果而又不会带来疼痛？
- 是否还有另一种可以实现相同的（或更好的）治疗效果的方法可以推荐给你的客户？

设立意图

本章部分内容涉及你使用某种深层组织按摩的信心及理由，以及这种按摩形式给客户带来的益处。在按摩之前，确定治疗目标、理想疗效以及意图，这种做法非常可取。

确定治疗目标

当你对使用深层组织按摩技术越来越有信心时，要问问自己，为什么我要为某个特定客户使用深层组织按摩？你的答案可能是……

- 缓解痉挛
- 易于治疗扳机点
- 提高关节活动范围
- 帮助充分放松
- 解决特定肌肉群的紧张
- 克服骨骼肌失衡
- 改善姿势

这些都是深层组织按摩可以解决的特定问题。还有一种情况，你只想将深层组织按摩与常规的按摩相结合，为喜欢深度按压感觉的客户提供更加满意的按摩治疗。脑海里有一个特定的治疗目标（如增加关节活动范围）时，才会让你能灵活且自如地处理治疗过程中发现的其他肌肉的紧张区域。

第一次使用深层组织按摩技术时，在家人、朋友或同事身上先做练习非常有帮助。如果有机会，你可以根据所用的技术为自己确定具体的治疗目标。

以下是一些有用的目标示例。

- 掌握使用前臂按摩小腿和大腿的后侧，让你更加有信心为俯卧的客户施用该技术（相关内容，请参见第136页“使用前臂按摩小腿”；第140页“使用前臂松解小腿软组织”；以及第142页“使用前臂按摩腘绳肌”）。
- 使用治疗肩部内收肌紧张的技术，观察是否能够对肩部僵硬的朋友起到作用（相关内容，请参见第152页“按摩背阔肌”；第153页“治疗肩部后侧”；第162页“寻找大、小圆肌的位置”；第163页“按摩肩部后侧”；第164页“牵引盂肱关节”）。如果在提供常规瑞典式全身按摩时将按摩床降低5厘米，看看会发生什么情况。
- 练习使用四分之三卧位的所有技术（相关内容参见第178~182页介绍）。

虽然这些目标描述得较为松散，不像SMART目标那样严谨，即目标的制定有具体性（Specific）、可衡量性（Measurable）、可实现性（Achievable）、合理性（Reasonable）和及时性（Timely），但仍然非常有用，能够让你进一步思考深层组织按摩技术的使用方法。

确定理想疗效

你所要实现的理想疗效是什么？例如，如果为客户提供深层组织按摩的目标是治疗痉挛，那么所要实现的理想效果是有效地缓解痉挛。如果为客户提供深层组织按摩的目标是使客户充分放松，那么所要实现的理想效果是让客户在接受完这种深层组织按摩治疗后能够比接受瑞典式按摩更加放松。

确定意图

除了确定所要达到的理想疗效外，还应确定治疗的意图，这样做有助于增强疗效。例如，你打算以宁静且自信的方式提供按摩吗？打算营造舒缓且放松的氛围吗？想传达一种关心和同情吗？你无需与客户讨论意图，客户即使不说话，也会对此产生回应，而你心中必须非常清楚自己的意图。

治疗经验

作为公司的一名按摩治疗师，我有一位常客，他身高190cm，肌肉相当发达，喜欢一周接受一次深层组织按摩。有一天我特别累，想知道我如何为这一天的最后这名客户提供有效的治疗吗？我的意图是使用平常一半的力气提供相同质量的按摩。我放低按摩床时，我想我必须保证按摩深入肌肉中，所以我将前臂靠在客户身上，这样就能轻松地实现我的目标了。结束时，客户说这是他这两年内所接受过的最好的一次按摩。我从那次经历中领悟到了更多有关意图的价值。

选择情绪状态

开始按摩之前，请从中选择相关情绪状态的术语：

平静	自信	务实	乐观
关怀	尽责	有效	积极
同情	创新	激情	敏感

到目前为止，我们已经了解了如何通过确定治疗目标、理想疗效以及意图，为按摩做好心理准备。现在，让我们来思考如何更有效地使用身体和设备。

使用的身体部位

假设你身体健康，状态良好，充满活力，那么无需做太多准备即可提供深层组织按摩。但是，你要采用不同于瑞典式的按摩技术，在实际操作中可能会发现，阅读本章节，了解有关前臂、拳头和肘部的使用指南会非常有用。

前臂

使用前臂提供按摩服务，意味着你需要更加靠近客户，这就要求你弯腰才能实现。你要将按摩床调到相对较低的位置，这样有利于杠杆作用的发挥。躯干长期弯曲、不受支撑会拉伤背部韧带，从而引起疼痛，继发后续问题。为此，使用前臂时，确保采用正确的宽支撑面姿势，或者将另一只手臂倚靠在按摩床上以支撑自己（或靠在提供按摩的前臂上）。另一种方法是坐在按摩床上面，如第97页所述“使用前臂按摩斜方肌（手臂外展）”。使用这种方式的缺点是，你需要稍微扭腰才能实现该手法，一些按摩治疗师觉得采用该姿势不舒服。

使用前臂时需要考虑的另一件事情是，施力会更加集中到你肩膀上的盂肱关节。处于静态工作时，例如应用按压技术时（参见第118页“使用前臂按摩臀肌”），不会出现此类常见的问题。采用静止姿势使用前臂施用轻抚法时，如果不沿着按摩床移动，就会发生这种问题。此时，如果只是提供轻柔的按摩，情况还好，但如果是提供深度组织按摩，同时按压和移动自己的关节，以肩关节为轴滑动就会出现关节磨损。最简单的解决办法是，提供轻抚法时沿着按摩床移动，通过盂肱关节持续施力，同时尽量减少关节活动。

拳头

握拳必须弯曲掌指关节和指间关节（图2.1）。在深层组织按摩中采用拳法时，最好避免这些关节在不受任何支撑的情况下施力。避免关节直接施力，从而失去其稳定性。这些骨头首尾相连，最好是通过骨关节直接施力，而不是成角度施力。但是，使用手部和手指的骨头按摩意味着，手指必须笔直且处于伸展位，而不是呈拳头状。安全使用拳头的最佳方法是保持手指相当放松，双手呈杯状（如第112页，“使用拳头按摩小腿内侧”），掌骨保持平直进行按压。此外你也可以握紧拳头，通过近端指间关节按压，此姿势应该得到牢固的支撑，不可轻易移动（如第122页，“使用拳头按压腘绳肌”）。

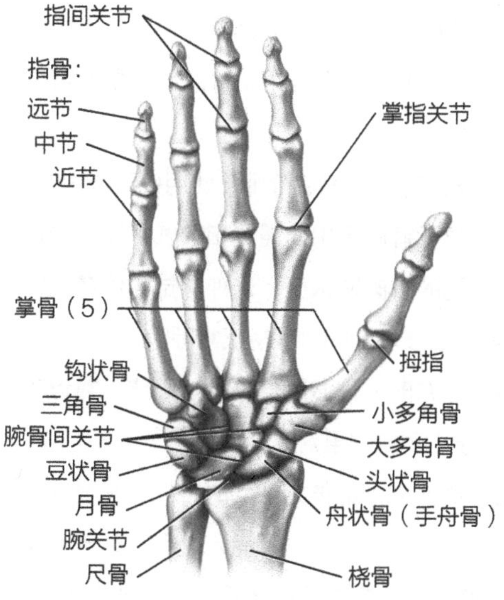

图2.1　右手掌的骨头和关节视图

[源自T. Behnke, 2005, *Kinetic anatomy*, 2nd ed. (Champaign, IL: Human Kinetics), 77.]

与其他关节一样，在使用拳头提供深层组织按摩时，腕关节保持中立位会更加安全。通过伸展腕关节频繁施力是按摩治疗师过度使用拳头受伤的原因之一。归根结底，手腕伸展是轻抚法所固有的手法。提供按摩服务时，手腕会出现向桡骨或尺骨侧偏的问题。按摩治疗师重复使用旋转式动作施力时，例如使用拳头指关节敲打上斜方肌时，会对该关节造成损伤。如果提供轻柔按摩，就不会出现手腕过度使用的问题，但是，治疗时按压力度和频率会增加你疼痛的风险。如果没有给予恰当的保护，会发展成关节松弛。

肘部

使用肘部时，有必要倾靠在客户身上，你自己需要再次采取一种保护的姿势，防止造成背部损伤。此外要记住，尺骨神经靠近肘关节表面。如果使用肘部时手臂出现疼痛、麻木或刺痛，可能是压迫到尺骨神经了，此时应该停止使用该技术手段或者使用肘部的其他区域施力。

安全使用身体部位的提示

- **不要紧张。**如果练习之后仍然发现难以使用某种技术，并且无法通过调整更加舒适地使用，那么应停止使用该技术。虽然后续内容包含许多提示和技巧能帮助你掌握这种复杂的按摩形式，但我们避免提供过多精确的手握和姿势规范。例如，不必使用肘部按压；不必采用干式拉伸。像厨师一样，不管选择什么材料，均应该烹制出所需的菜肴。研发属于你自己独特的治疗方法，深层组织按摩应该是为客户带来愉快的体验，为你自己带来愉快的执行体验。
- **不要屏住呼吸。**第一次学习深层组织按摩时，按摩治疗师在使用按压技术时，有时会无意识地屏住呼吸。这可能是因为（对于客户天生的谨慎和敏感）按摩治疗师急于提供深度按压。屏住呼吸会增加你自己的肌肉紧张度，这种感觉会传递给客户。尝试放松，并有意识地在使用深层组织按摩技术的同时保持正常呼吸。
- **借助杠杆力。**尽可能采用省力的方式。有时，稍微降低一点按摩床，靠近客户，或者稍微调整施力角度，均可能产生明显不同的效果。
- **倾听你的身体。**第一次从事某种新运动或剧烈的体力活动时，你经常会经历各种肌肉疼痛和不适，俗称延迟性肌肉酸痛（DOMS）。你可能会发现，第一次学习使用深层组织按摩时也会发生延迟性肌肉酸痛。这并不意味着你使用技术不当。但是，如果持续感觉到肌肉或关节疼痛，请停止使用该技术或调整使用方式。

选择在哪个部位使用前臂、拳头、肘部或挤压手法

前臂有助于你将按压或按压结合拉伸技术应用到更加广泛的肌肉和组织治疗中。因此，深层组织按摩的这些技术可以相对安全地应用到身体的大部分部位。但这些技术若应用到胸部按摩中则无法取得良好的效果（因为锁骨问题），同样也不太适用于脸部按摩，更应该谨慎应用于颈部按摩，若施力较大，则会对颈部的某些结构造成伤害。干式拉伸时，前臂不要涂抹按摩油，否则会令客户感到不舒服而无法接受。

你可以简单地使用拳头按压组织，较流行的方法是对某个区域涂抹按摩油后，再使用按压结合拉伸技术。拳头施力比前臂施力更为具体，但其针对性与用肘关节相比则要弱一些，因此在治疗下肢大块肌肉（如腘绳肌、股四头肌和小腿后群肌）时会产生不错的效果；采用较轻的施力，可安全地治疗上肢肌肉，如肱二头肌、肱三头肌、腕屈

肌和伸肌；同时还可用于治疗手部和足部。拳头对治疗大腿外侧髂胫束非常有效，按摩治疗师通常要将肘部贴紧固定于腰部来增强与客户身体接触时的拳头的稳定性［参见第116页“使用拳头按摩髂胫束（ITB）”］。许多按摩治疗师经常使用拳头，通过指关节敲打手法为仰卧的客户治疗斜方肌上束和侧颈肌。因为该技术施力较轻，所以对客户来说较为安全。

需要静态按压组织时，使用肘部非常有用。肘部通常会使用按压加拉伸技术，有时称为剥离手法。使用肘部按摩会产生令人难以接受的疼痛，因此在干式拉伸中通常会涂抹按摩油。肘部按摩适用于治疗小范围局部区域，因而可以应用于身体任何一个可获得杠杆力和稳定支撑的地方，例如使用肘部按摩小腿（参见第137页“使用肘部按摩小腿”）。研究发现，使用肘部静态施压扳机点具有明显的疗效，是使用手指或拇指按压扳机点的完美代替方法。人体存在许多解剖点，应该避免（通过任何方式）直接施力。欲了解更多相关详细信息，请参见第24~27页。如果你在为梨状肌（第66页）提供干式拉伸技术时感到下肢疼痛、麻木或刺痛，请停止使用该技术，因为你已经压迫到自己的坐骨神经了。始终避免采用“一分疼痛一分效果”的方法。

挤压可以当作一种静态按压技术来使用。使用挤压手法将肌肉剥离骨头时（例如第51页,挤压小腿或挤压股四头肌的示例），按摩油有助于手掌更加舒适地滑过皮肤。如果不使用按摩油，该技术会给人带来不适的感觉。挤压最适用于可拿捏的肌肉、手部和足部，但不可用于扁平的肌肉，如胫骨前肌。该技术可用于按摩前臂，但需要夹紧前臂而不是前臂的肌肉，因为厚筋膜包裹着许多带状肌肉，在挤压期间难以彼此分离或与骨头分离。

使用的设备

深层组织按摩中使用的设备与常规按摩相同：按摩床、按摩油和毛巾。可选用的其他有用的物品如小毛巾或面巾、沐浴海绵和按摩工具。

■ **按摩床。**提供深层组织按摩的常规做法是降低按摩床5厘米，方便你在为客户提供按摩时身体发挥更好的杠杆力，将重心倾靠在客户上，按压肌肉时不必耸肩或踮脚尖。

■ **按摩油。**本书中描述的许多按压技术和拉伸技术不需要使用按摩油。使用按摩油、蜡、香脂或乳霜时，你会发现，涂抹少量这类产品能够帮助你更好地抓握组织。随着按压技术的使用，在有必要采用轻抚法和揉捏法舒缓某区域时，需再涂抹更多的按摩油。

■ **小毛巾或面巾。**隔着小毛巾或面巾使用按压技术非常有用，让你能更好地抓握下面的组织，特别是涂抹了按摩油的肌肉。小毛巾或面巾可以折叠，以分散按压技术的作用力。第一次学习深层组织按摩技术按摩骨头周围的区域时，借助小毛巾或面巾会特别有用。

■ **淋浴海绵。**与毛巾一样，海绵可用以挤压和分散按压技术的作用力。

■ **按摩工具。**市场上有许多不错的按摩工具，但你不需要购买昂贵的工具，事实上，可以即兴使用其他物品。在选择物品作为按摩工具时需明确两个问题：该物品可以安全使用吗？该物品可以有效使用吗？在选择物品之前，这两个问题的答案都必须是“可以”。有关按摩工具的安全准则，请参见第29页。

安全注意事项

在“使用的身体部位”一节中，你学习了在使用前臂、拳头、肘部和挤压技术时保护自己身体的方法。在本节中，我们将提供安全使用深层组织按摩技术的相关内容。为方便起见，我们将这些信息划分为三个标题。

■ 安全指南：解剖学方面的注意事项——提醒你应该特别注意的身体部位。

■ 安全指南：使用方法——解决使用按压技术和拉伸技术的相关问题。

■ 安全指南：其他禁忌和注意事项——包括其他部分未涉及的问题。

注意，除了按摩中的那些整体和局部的常规禁忌外，还应考虑这里所提供的指南。如果客户禁忌接受常规方式的按摩，大多数情况下，该客户也会禁忌接受深层组织按摩。有个例外是，客户患有皮肤疾病，如牛皮癣，这种情况下不适宜使用按摩油，客户可以隔着衣服或毛巾接受按压按摩。

安全指南：解剖学方面的注意事项

对于某些身体结构，禁止使用深层组织按摩，或者使用时应该稍加注意。

头部与颈部

如你所知，头部、颈部和面部肌肉均可接受按摩。本书不包括这些部位的深层组织按摩技术，仅提供颈部后侧的按摩技术（例如，第91页“使用指腹按摩颈肌”，第99页“指腹按压颈肌”，以及第100页“指腹按压枕骨区域”）和斜方肌上束肌纤维按摩技术（参见第78页“使用前臂按摩斜方肌上束”，第84页“使用拳头按摩斜方肌”，第85页“使用工具按摩斜方肌”，第94页“拉伸斜方肌”，第101页“使用前臂为采用坐位的客户提供治疗”，以及第102页“使用肘部为采用坐位的客户提供治疗”）。按摩头部与颈部后侧涉及指尖按摩，需相对温和。即便如此，要小心颈椎棘突部位，避免过度按压该区域，否则可能导致瘀伤。

采用按摩斜方肌上束肌纤维的技术按摩颈部较为安全，因为不会压迫重要的血管、神经或颈部淋巴结构。在按摩斜方肌上束肌纤维和肩胛提肌时，扳机点受到按压时，面部和头部会感受到疼痛和不寻常的感觉。这种现象相当正常，几乎即刻消退，在为该部位肌肉不习惯深层组织按摩的客户提供治疗时，请说明这种情况。客户采用四分之三卧位时，按摩斜方肌上束肌纤维和肩胛提肌（参见第78页“使用前臂按摩斜方肌上束”，第79页“使用肘部按摩肩胛提肌”）会产生明显的疗效，按摩治疗师能够从中获得良好的杠杆力，但采用该姿势容易压迫到腰椎横突，需要格外小心。

按摩斜角肌和颈部前面的胸锁乳突肌有助于拉伸肌肉或减轻肌肉紧张。或许，你不会深度按压这些肌肉，只是在一般按摩过程中按压这些肌肉，无论如何，要明确避免按压颈总动脉所在的区域。同样要避免深压下颌骨下侧淋巴结较多的区域。

肩部

在按摩肩部肌肉时应该注意腋窝区域，该地方有臂丛神经和许多淋巴结，均不可受到压迫。大圆肌和小圆肌起于肩胛骨外侧缘，按压这些肌肉十分安全（参见第162页“寻找大、小圆肌的位置”和第163页“按摩肩部后侧”），且按摩这些肌肉通常非常有效。在仰卧位按摩肩胛下肌时要谨慎（参见第156页“使用指关节按摩肩胛骨外侧缘”），请注意这个区域可能很敏感，特别是对于不习惯接受该部位按摩的客户。

有时，客户仰卧位接受肱三头肌按摩时会出现肩部前侧疼痛（参见第154页“使用前臂按摩肱三头肌”），这是由于肩部前侧组织受到挤压，或者有可能是肩峰与肱骨头撞击所引起的。简单的解决办法是避免以这种方式抬高肩膀持续按摩。

手臂、手腕和手部

采用深层组织按摩上肢比较安全，如果按摩引起疼痛、刺痛或麻木，表明按摩压迫到神经，应该停止或减轻施力。本书所描述的按压技术均能为你提供相当大的杠杆力，因此比温和的瑞典式按摩更加可能压迫到神经（参见第154页“使用前臂按摩肱三头肌”部分所讲述的技术采用深度按压出现神经压迫的例子）。同时要注意，肘关节后侧尺骨槽的尺骨神经若靠近体表可能会受到压迫。

应该避免直接对关节施力。肘关节前侧的肘窝包含许多淋巴结，以及神经和血管结构，手腕的腕管藏有正中神经，这些部位均不可受到压迫。在按摩这些区域时，要像瑞典式按摩一样减轻施力。

在没有任何禁忌的情况下，局部深度按压手掌大、小鱼际或拇指虎口处也会令一些客户感到相当疼痛。在为这些区域提供按摩时，请使用拳头按摩技术（参见第159页“使用拳头按摩手掌”）和挤压技术（参见第160页“挤压手掌”），这些技术向手部传递的是一种强烈而分散的力，较为安全。

躯干

躯干肌肉可以采用仰卧位、俯卧位或四分之三卧位接受有效治疗，但是必须考虑每个体位的安全指南。

采用仰卧位时，不可深压腹部。在治疗膈肌时（参见第92页“轻柔按压肋骨下方”），请保持较轻的施力，向肋弓下侧施力。避免深压肝脏，否则会对肝脏造成损伤。同样，避免深压主动脉和剑突软骨下深区。

同样，采用仰卧位时，请记住，施压肩部前侧喙突时，虽然不会造成任何危险，但是客户会相当疼痛（采用第88页“使用指腹按摩胸肌”、第89页“使用拳头按摩胸肌”以及第87页“拉伸胸肌”部分所讲述的技术按压到多骨结构时，更有可能出现疼痛的情况）。

采用第95页“使用前臂按摩腰部区域”部分所讲述的技术为俯卧位客户提供按摩治疗时，深压多骨结构会产生疼痛感，所以要避免按压脊椎棘突和肩胛冈或直接按压肋骨。使用肘部按压时（参见第98页“使用肘部按摩斜方肌”），确保只按压肌肉丰富的部位，在多骨区仅使用较轻的施力，避免深压浮肋和肾脏。

在为采用俯卧位的客户提供治疗时，前臂靠在客户身上会压迫客户胸部。要注意的是，你不是在帮助客户挤压排气，而是在帮助他们按压组织，所以应该避免进行持续的按压。

采用四分之三卧位治疗腰方肌时（参见第83页“使用肘部按摩腰方肌”）须注意，该体位能够让你更大面积地接触该肌肉，该肌肉的某些部分可能会对局部深压较为敏感。尝试紧紧按压肌肉本身，避免使用肘部直接按压髂嵴。在使用前臂进行常规按摩时，也要注意浮肋和肾脏区域（参见第81页“前臂扫法”）。

骨盆和臀部

在治疗骨盆和臀肌区域时，需要注意几个重要的结构。

第一个是股三角，位于大腿前侧区域，包含股神经、股动脉和静脉，以及许多淋巴结，通常不在该区域使用深层组织按摩治疗，特别是将该技术应用到大腿前侧和内收肌时（参见第109页“使用前臂按摩内收肌”和第126页“使用前臂按摩股四头肌”），你不会直接按压到内收肌近端，但要意识到该区域为多淋巴结部位。

第二个是坐骨神经。在俯卧位治疗梨状肌时（参见第145页“按摩梨状肌”）可能会无意中压迫到坐骨神经；在四分之三卧位治疗梨状肌时（参见第119页“使用肘部按摩臀肌”），均有可能会压到坐骨神经。如果治疗过程中臀部或下肢产生疼痛、麻木或刺痛症状，请停止或减轻施力。

大腿、小腿、脚踝和足部

集中治疗股骨后髁腓肠肌起点以及胫骨和腓骨近端的腘绳肌远端止点通常非常有益。但是必须注意的是，由于这些地方非常接近腘窝，在为采用俯卧位的客户提供治疗时，仅治疗其中一块肌肉或其肌腱，不要直接按压膝盖后侧，因为此处拥有许多淋巴结、股动脉、静脉和神经。按摩膝关节后侧有助于舒缓关节后方的肌肉（腘肌和跖肌），但是施力轻，因此不纳入深层组织按摩技术的讨论中。

需要注意的其他结构是滑囊。滑囊在大多数关节中都很常见，膝盖内部及其周围拥有相当多数量的滑囊，过度使用或持续对该关节施压会导致炎症。你可能会集中深度按摩肌腹，而不是膝关节周围的非肌肉结构，因此不可为患有滑囊炎的客户治疗膝盖区域。

正如身体其他部位一样，避免局部深压突出的多骨区域。需要注意的区域有髂嵴部位（在四分之三卧位治疗腰方肌时，参见第83页“使用肘部按摩腰方肌”）；在治疗髂胫带［参见第129页“使用拳头按摩髂胫束（ITB）”］和阔筋膜张肌［参见第120页“使用肘部按摩阔筋膜张肌（TFL）”］时，注意股骨大转子部位；治疗大腿外侧［参见第116页“使用拳头按摩髂胫束（ITB）”和第117页“应用软组织松解ITB”］时，注意股骨头的外上髁和踝关节部位（参见第113页“使用肘部按摩小腿内侧”）。踝关节外侧髁下方包含神经和血管，因此，尽管按摩跟腱可能会产生一定的效果，但是不可用力深压该区域。

安全指南：使用方法

本节我们将提供有关技术使用方法的安全指南。

按压技术

对于一些客户来说，按压技术并不适用，详细内容请参见第30页“安全指南：其他禁忌和注意事项”部分。

前臂

注意：在使用前臂时紧握拳头，你会发现客户感到施力增加，这是理想的治疗效果。在某些情况下，你可能想使用该技巧增加施力，而不需要转移或改变你施于客户身上的重力。但是，使用前臂（和肘部）放松手腕和拳头是标准的做法。原因是，按摩治疗师握紧拳头时所体验的紧张可能会无意地传递到客户身上，并且这与正常施力非常不同。握拳会令自己紧张，而紧张无法提供令人满意的力度。增加力量，会看到按摩治疗师前臂因物理施力而肌肉紧张加剧的现象。

还需要注意的是，使用前臂的不同部位提供按摩会给客户带来不同的按压感。使用前臂手腕与指屈肌肌腹肌肉丰富的部位按压相对柔和，而用尺骨施力按压感觉较强烈，在治疗胫骨前肌等靠近骨头或在治疗股骨外上髁和髂胫束（参见第115页内容）汇合处等多骨结构部位时，需要注意使用适宜的部位。

拳头

虽然拳法按摩对于大多数客户较为安全，但是，你仍然需要避免直接按摩多骨区域。

肘部

按压扳机点时，客户会产生轻微不适的感觉，他们将此描述为“舒适的疼痛”“美好的疼痛”甚至“愉快的疼痛”。持续施压后，这种感觉通常会在大约60秒内消散。但是，如果疼痛未能减少，表明你可能按压到扳机点之外的地方，应该停止对该点施力。无论你是否使用肘部治疗扳机点，请记住按压后使用轻抚法和揉捏法舒缓该区域。

涂抹按摩油后使用肘部，特别是在剥离肌肉时，肌肉起伏的表面会增加肘部静态施压时固定的难度，此时可使用另一只手提供支撑以防止肘部滑落。

挤压技术

挤压肌肉时风险较小。但是请注意，即使不用力挤压也能产生难以置信的深压感，因此要时刻了解客户的反应。此外，挤压可能会拉扯到皮肤表面的毛发，特别是在挤压多毛的小腿时，所以需要涂抹大量的按摩油。

按摩工具

体积较小的工具几乎可以用在身体的任何部位。这些工具是干式按摩技术的最佳选择，使用衣服或毛巾做隔离，有助于将工具固定在治疗的区域，并且最大限度地降低工具打滑的风险。使用按摩工具能够为你提供按摩肌肉所需的按压力度，准确按压既定的肌肉，避免按压到其他重要的结构。与使用肘部相同，选择使用工具治疗扳机点后，必须舒缓该区域。

拉伸技术

对于一些客户来说，拉伸技术并不适用。欲了解更多相关的信息，请参见“深层组织按摩的其他禁忌”。

干式拉伸

如果能够避免按压多骨区域，如脊椎的棘突或肩胛骨内侧缘，则干式拉伸可以应用至全身。正如第66页所讲述的采用干式拉伸技术按摩梨状肌（同时也按压该区域）时，首先要对该区域进行预热，避免过快过度施力。如果按压引起客户下肢疼痛、麻木或刺痛，则表明你压迫到了坐骨神经，请立即停止使用该技术。

牵引

牵引是帮助客户治疗关节僵硬的一种安全方式。牵引技术可用于治疗四肢所有关节，但是不适用于治疗那些曾经脱臼或存在脱臼风险的关节（建议提前询问客户哪些关节不稳）。

涂抹按摩油进行拉伸

拉伸可应用于身体各个部位，涂抹按摩油有利于将这种技术应用到常规按摩方案中。如果涂抹太多的按摩油，则会很难抓握住皮肤，拉伸效果不佳。涂抹太多按摩油时，按摩治疗师有时会尝试按压组织以增强拉伸效果，对于按摩治疗师来说，该方法较为费力。如果涂抹的按摩油太少，拉扯到皮肤毛发时，会给客户带来疼痛感。

虽然这种拉伸技术可以用在身体各个部位，但是可特别用于增加关节活动度——如果在关节周围使用该拉伸技术，均会有意或无意地提高该关节的活动度。因此，该技术不应该用在有脱臼风险的关节，应避免关节脱臼或关节周围组织脱位。与按压技术一样，避免过深按压多骨区域。

本书还将在第4章介绍，在某些情况下，客户主动收缩未被拉伸的肌肉可帮助提高拉伸效果（参见第117页“应用软组织松解ITB”），但多次主动收缩肌肉会导致肌肉疲劳。如果想结合使用牵引技术和按摩油拉伸技术，请务必阅读本书第64页有关该技术的安全指南。

安全指南：其他禁忌和注意事项

计划使用深层组织按摩技术时，除了瑞典式按摩的一般禁忌外，你还需要注意其他一些禁忌。

- 骨质疏松和易造成瘀伤的客户完全禁止接受按压技术和拉伸技术。
- 伴有病理症状的关节（如强直性脊柱炎）、做过手术的关节（如关节固定）或人工关节（如膝关节）的客户接受牵引技术不会带来任何益处。
- 为运动员提供治疗时，按摩和拉伸会减小肌肉力量，赛前应谨慎使用。此外，不可以立即为刚完赛的运动员进行深层组织按摩，因为按压技术和拉伸技术会加重组织创伤。
- 在为没有任何禁忌的客户提供治疗时，如果客户反映出现不同寻常的头晕或定向障碍，需要小心，如有必要，请咨询医生。
- 由于该技术会给客户来带来深度放松，因此深层组织按摩不适用于所有工作场所和坐式常规按摩方案（例如客户需要驾驶、操作机器或担负某个需体力完成的工作任务时不适用这种治疗，可能会导致危险）。

深层组织按摩的副作用

- 头晕和定向障碍
- 瘀伤
- 肌肉有类似于延迟性肌肉酸痛的感觉

常见问题

以下列出了一些常见问题，以及答案和理想的解决方案。

我担心在使用前臂、拳头或肘部时，无法正确了解客户的感受。

前臂、拳头和肘部的皮肤与手部和指尖的皮肤相比，灵敏度低。本书中所描述的众多技术均依赖于按压技术。即使不用指尖，也可以感受到所施的压力，因为你的手腕、肘部和肩关节均具有机械性感受，会将有关压力的信息传递给大脑。按压组织时，会感受到与施力相对抗的反作用力，无需使用双手即可感受到。

我用尽力气，但是客户仍然觉得力度不够。

深层组织按摩不是依靠力气，而是技术（阅读第1章中有关如何增加按摩深度的内容）。同时还可以采用其他方法，比如降低按摩床高度以获得足够的杠杆力，选择不同的技术，以及在某些情况下涂抹少量按摩油。如果这些方法均行不通，请将客户转交给其他的治疗师。

我对一些客户提出的力度要求感到担忧。我可以提供所要求的力度，但又确定这种力度对他们不好，怎么办?

记录治疗效果，并观察产生的副作用。如果客户感觉良好，又没有出现任何瘀伤，你应该继续。但是，请记住，如果你在提供治疗期间感到焦虑，客户会感觉到这一点。

我从来都没法为颈肌提供适当的治疗，在颈部使用深层组织按摩技术是否安全?

不是所有技术都可以安全地应用到颈部（请参见第24~27页“安全指南：解剖学方面的注意事项”一节）。

我担心在第一次使用深层组织按摩技术时可能会伤害到客户。

最好小心谨慎，遵循第3章和第4章提供的技术应用指南。在将技术应用到客户身体之前，请先在朋友、家人或同事身体上练习一下，再逐渐将新技术运用到治疗中。

我担心该技术会造成客户瘀伤，让对方拒绝我的服务。

使用深层组织按摩技术为那些没有任何禁忌的健康客户提供按摩时，很少会出现瘀伤情况。遵循技术使用相关的安全指南，并结合深层组织按摩技术与较轻的按摩手法，以帮助客户活血和舒缓组织。

深层组织按摩技术比瑞典式按摩需要花费更长的时间。我想使用这些技术，但又不能延长治疗时间。

这只是说明你无法在一次治疗中将所有技术应用到全身，要有选择地使用。避免采用与瑞典式按摩相同的速度，因为这会导致疼痛和瘀伤。

我使用的按摩床为固定高度，不可调节高低。我是否仍然可以使用深层组织按摩技术?

解决方案是更换按摩床、登上按摩床、在地面上或者采用坐姿治疗。你可能会发现，你只能使用某些技术，但不能使用所有技术；你甚至可能会找到新的方法获得更好的杠杆力。

我担心使用这些技术会让客户感到我提供的按摩治疗有点脱节。

第一次接受按摩培训，可能只专注于某一种技术的使用，需不断练习掌握该项技术。或者你已经使用了多种技术，但只专注于身体某个部分，如背部或小腿。习得任何技能均需要时间，通过不断实践，学会如何将最喜欢的技术融入常规的按摩方案中。

我不知道该使用哪种技术，我不知道客户是否会像喜欢瑞典式按摩一样喜欢深层组织按摩。

减轻顾虑的一个简单方法是，让同事采用本书中描述的技术为你提供深层组织按摩。首先，自己判断一下，是否能够分辨出治疗师所提供的轻抚法是使用手掌还是前臂；其次，判断身体哪个部位对哪种技术感觉最好。

面对客户时的重要提示

- 记住，每个人的承受力不同。肌肉紧张的客户比肌肉不紧张的客户更喜欢较重的施力。
- 在治疗期间，随着客户越来越放松，肌肉紧张度通常会逐渐减轻。这意味着，在按摩过程中，你可以更深入、更轻松地按摩深层组织。这一点非常重要，因为这意味着在治疗结束时，客户得到了彻底放松，肌肉变得很柔软，你可以相当轻松地按压和拉伸组织，也意味着必须格外小心。
- 随后的治疗中，客户似乎越来越适应深层组织按摩的感觉，或许他们的身体开始习惯于这种治疗形式。你可能会发现，第一次为客户治疗时，即使你有明确的意图，缓慢且谨慎地操作，也很难真正“按入”客户的肌肉。不要绝望，随着时间的推移，会不断进步的，不要想着立竿见影、一蹴而就。按摩不是一门精确的科学，每个人的经历不同，身体反应时间也不同。一位坐办公桌10年累积了肩部和颈部肌肉紧张问题的客户与一位因30年里第一次打网球出现肩膀和颈部紧张问题的客户，其按摩后的反应当然有所不同。但是，如果接受6次治疗后仍然没有取得任何进展，也该检查你的技术运用得是否得当。如果你确信自己的按摩是正确的，应该考虑将客户转给另一名同行，除非客户对你的工作感到满意。
- 深层组织按摩的速度要比瑞典式按摩缓慢，其需要更长时间的治疗过程。建议你的客户在接受全身治疗外，有时还可以考虑针对身体局部，如下肢，做一两次深层组织按摩。这样能够让你以更加集中的方式提供治疗，保证某些情况下的治疗效果。

- 相反，使用深层组织按摩技术，以非常集中的工作方式按摩身体某个局部，而不是作为整个按摩治疗方案的一部分，这对于客户来说可能感到非常不适。虽然总会有不方便为客户提供全身按摩治疗的时候，总会需要为客户治疗某个特定关节或某组特定肌肉。但是，这样做的缺点是，会让客户将注意力集中在该身体区域。特别是客户刚从伤病中恢复时，这种做法不可取。
- 如果客户享受按摩过程中深度按压的感觉，而主动请求深度按压是件多么令人沮丧的事——尤其是当力度不够时，抑或是治疗师向客户确定力度是否够深时。按摩治疗师不能每隔五分钟就询问客户，按摩力度是否合适（对于熟悉的客户，你有直观触觉，知道如何控制力度），但是第一次在客户身上使用深层组织按摩技术时，你应该要求明确的反馈，而不是更具体地问“力度如何”，以及“你想要增加力度吗”。
- 与客户保持身体接触。某些技术可能要求你隔着面巾提供按摩，拿掉面巾后，涂抹按摩油舒缓该区域。你将以不同方式使用你的身体，有时靠在客户身上，有时甚至坐在或支撑在按摩床上。第一次学习时，最好注意与客户保持接触。你需要保持设备方便灵活使用，尝试将一只手置于客户身上，一边沿着按摩床移动的新方法。
- 有些按摩师喜欢在按摩治疗中结合客户呼吸法，以提高按摩期间的放松程度。虽然有些客户不希望在按摩中接受这种角色参与，但对于那些喜欢的人来说，这种方法相当简单：要求客户在你按压或拉伸组织时呼气。呼气时，肌肉紧张度会减少；吸气时，肌肉紧张度增加。了解这点，你可以利用呼吸特性，以促进更深入地按压肌肉。
- 避免过度按摩任何一个区域。你可以按摩并移至另一个区域，再返回重新按压这些组织。其他区域接受治疗时，这些肌肉组织通常也会放松，你可能会发现不再需要进一步按压。
- 记住，你可以随时结合其他按摩技术（如掐法和抖法），以便减少肌肉紧张。

深层组织按摩的安全提示

- 始终遵循有关按摩整体和局部禁忌的一般准则。

- 遵循深层组织按摩的其他指南。
- 正如瑞典式按摩一样，注意提前预热肌肉深层组织。
- 缓慢地施力和施用手法；慢慢减轻施力。
- 如果客户感到疼痛，请停止使用。
- 避免使用任何让你觉得不舒服的按摩技术。
- 避免使用对自己姿势不利的技术，即便在使用时不会立即感到不适。
- 记录客户接受治疗后任何不正常的反应，如瘀伤或头晕。
- 始终获取反馈，尤其是面对以前没有接受过深层组织按摩的客户。

结束语

虽然你已经学习了如何使用按压技术和控制拉伸技术的力度，但要记住，深层组织按摩并非是用强力的。有不少为按摩治疗师提供的有关肌筋膜松解方面的课程培训，越来越多的按摩治疗师对于如何治疗肌筋膜兴趣大增。肌筋膜松解涉及组织微创治疗，而非深层组织按摩，主要围绕肌肉周围的筋膜，而不是肌肉本身，采用的是温和、持续握持、滑动和剪切手法，而非按压手法。选择学习深层组织按摩技术后，会发现能够达到更好的效果，使用较轻的施力就能让客户感受到非常有深度的按压的感觉。在使用第4章所讲述的拉伸技术时，可能也会发生这种情况。

现在，你已经做好提供深层组织按摩的准备工作了，让我们开始学习主要的按压技术与拉伸技术。

小问题

1. 有关“一分疼痛一分效果”，你会提出哪三个问题？
2. 使用深层组织按摩可能实现的两个治疗目标是什么？
3. 在按摩之前，你会选择哪三种积极情绪作为你的意图？
4. 你可以对按摩床做出哪些简单调整，以方便提供深层组织按摩？
5. 深层组织按摩有可能产生的副作用是什么？

第二部分

深层组织按摩技术

实现深层组织按摩的两种主要方式是采用按压技术（第3章）和拉伸技术（第4章）。在这两章中，你将看到相关技术的有用信息。本部分将提供相关的安全指南和有用的提示，帮助你在工作时调整自己的姿势和保护自己的关节，同时还提供了如何安全有效地为客户进行服务的提示。使用每节结束部分提供的表格（这些表格出现在第5章、第6章和第7章），可以找到在身体的不同部位使用各种技术的步骤说明。每章末尾的小问题有助于你了解如何有效地使用按压技术和拉伸技术。

第3章

按压技术

让我们从按压技术以及技术应用的关键点、动作和姿态开始探索深层组织按摩。在本章中，你将找到与这些技术相关的示例、提示和技巧，能帮助你安全有效地按压组织。文中的表格提供了使用各种技术有效治疗身体各个部分的说明，第5章（躯干）、第6章（下肢）和第7章（上肢）提供了全部细节，同时还提供了各种技术应用的安全指南。

按压技术简介

各种组织按压方法都能以相同的方式对身体产生影响。使用前臂、拳头、肘部或按摩工具对客户的肌肉进行抓握和挤压时，组织会受到压迫，血液暂停流至该区域。松开时施力减少，血管不再受到挤压，新鲜血液流入该区域。按压的效果其实就是一种泵送作用，将血液带到之前供血稍微不畅的区域。紧张的区域接受此种按压技术后会迅速变为粉红色或红色。

这种按压方法通过影响肌肉纤维中的神经传感器，帮助减少肌肉紧张度，以便接受更深入的按压技术。按摩治疗师和客户经常反映，在接受按压按摩过程中能够感觉到肌肉“放松”——肌肉组织的紧张度明显减少。

我们进行按摩时，肌肉组织会自然收缩。轻抚法采用广泛而轻柔的方式按压肌肉，而揉捏法则采用一种更加有力的方式按压组织。现在的按摩方案中使用的“抓握”

手法是一种局部按压技术，能够产生较深的按压，特别是用拇指实现该技术时。在接下来的各节中，我们将探讨一些新的技术，这些技术要求你使用之前从未使用过的身体部位来实现——前臂、拳头和肘部。我们还将看到挤压技术和使用按摩工具的价值。这些应用方法可以稍做调整，方便你提供深度按摩，同时还能在按摩过程中保护你的手掌和手指。

前　臂

使用前臂来按压肌肉组织有两种简单的方式。首先，可以简单倚靠在客户身体的适宜部位，用前臂单次静态按压。这种方式可集中按压一个区域，具有较强的针对性（但使用肘部时针对性更强）。这样做的优点是可轻松调整以满足客户的需求。与使用前臂较小的区域倚靠在客户身上相比，使用前臂的宽扁区域能够将施力分散到更大的区域。请注意，不仅是接触面，你所使用的前臂区域也影响着客户的按压体验。例如，与使用手腕和指屈肌肌腹所在的前臂肌肉丰富部位按压相比，使用尺骨边缘按压能够产生相当强烈的感觉。

使用前臂提供静态按压是将深层组织按摩技术应用到全身肌肉的一种有用的方法。

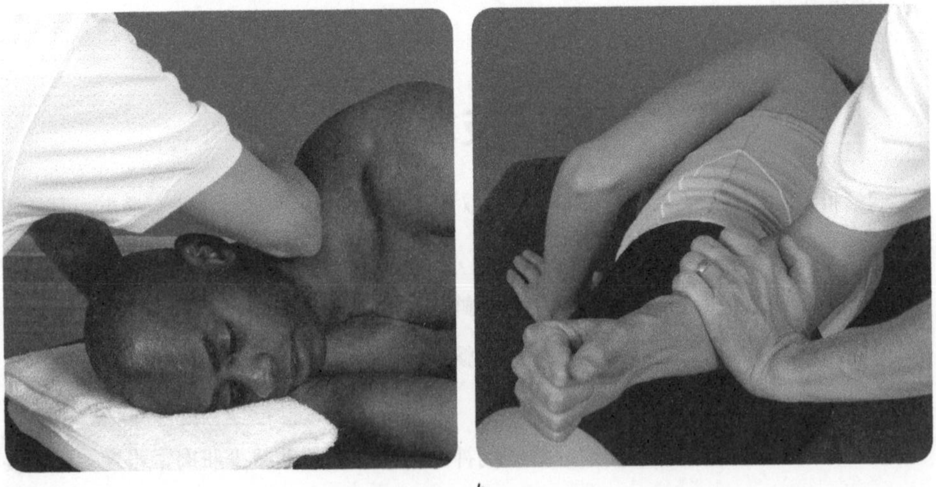

a　　b

图3.1　*a*. 静态按压斜方肌上束（详细说明参见第78页）；*b*. 静态按压臀肌（详细说明参见第118页）

使用前臂静态按压技术

要使用前臂静态按压技术，请遵循下列步骤。

1. 确定接受按压的肌肉集中于肌腹。如果可能，站立的位置应该能够让你的重力垂直压在肌腹上。

2. 将前臂置于肌肉上，慢慢倾靠，保持手腕放松，肘部呈90度。在逐渐加大按压力度时，注意观察客户的反应。

提示 注意，你可能需要大幅度改变自身姿势才能使用这种方式按摩肌肉。蹲下或稍微改变角度，会产生明显不同的杠杆力。

3. 凭借直觉和客户的反应决定何时使用深度按压；保持约10秒，接着慢慢减轻施力。

4. 涂抹按摩油或隔着衣服、毛巾采用轻抚法舒缓该区域。

5. 重复。

提示 尝试换另一侧前臂使用该技术。其实使用右臂还是左臂并不重要，你很快就会发现，某些位置最适合使用左前臂或右前臂（参见第109页“使用前臂按摩内收肌”）。使用左前臂或右前臂按摩左内收肌时，比较一下手腕在客户大腿内侧近端的位置。

现在我们探索这种技术的另一种使用方法，注意握拳施力时会发生什么变化。按摩治疗师的左手置于桌子或自己大腿上，掌心朝上，右前臂倾靠在左手上，右手腕保持放松。持续施力的同时，握紧右拳。左手掌能够感受到施力的变化吗？对于大多数人来说，会感到施力增加。

对于局部区域肌肉紧张的问题，前臂静态按压技术非常有效，若采用更深的按压技术（肘部和按摩工具），施力可能会过于强烈。静态按压技术对于腕关节和肘关节过度柔软的按摩治疗师来说是一种非常不错的治疗方法，因为在使用轻抚法时，容易造成这些关节过伸。

该技术可以在为客户涂抹按摩油后使用，或者隔着衣服、毛巾作为一种干式按摩，意味着在按摩治疗之前可以隔着毛巾使用该技术促进肌肉放松。该技术可用于为运动员治疗突然出现的肌肉痉挛——因为局部按压可以减少肌肉紧张。该技术甚至可用在坐式按摩方案中，在办公室为穿着衣服的客户提供按摩治疗。

提示 小腿后群肌强大或紧张的客户经常会反映，在采用揉捏法按摩身体该区域时，会有轻微的不适；他们对手指按压该部位更加敏感，这是使用该技术本身的问题。即使平滑、缓慢地使用揉捏法，小腿后群肌紧张的客户有时仍会反映有被“捏”的感觉。因此，前臂按摩法比揉捏法更加适合用于预热小腿后群肌。

前臂按压技术的另一个优点是，能够完美地连接使用肘部按压技术，该技术对那些有深度按摩需求的客户是必不可少的。

第二种使用前臂施力的方法是边按摩边移动。用前臂而不是手掌实现轻抚法。在面对客户提出增加力度的要求时，很多按摩治疗师会通过手掌用力按压实现轻抚法。如果遇到这种情况，你是否注意到手腕和肘关节会因过度施力而拉伤？身体倾靠，用前臂采用轻抚法，将手腕和肘关节稍稍抬离，靠近客户，可以提供强有力且均匀的施力，这对于按摩面积大的肌肉，如内收肌、腘绳肌、股四头肌或大腿外侧髂胫束非常有用。

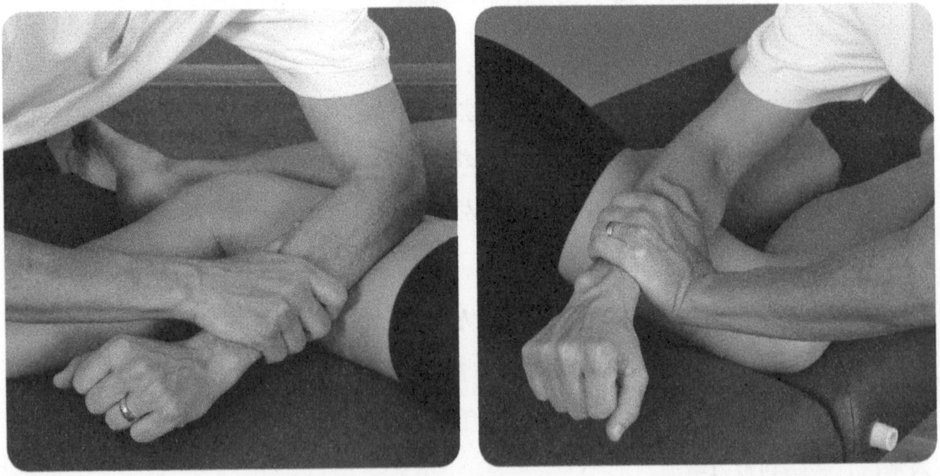

a　　*b*

图3.2 *a*. 一边移动一边使用前臂按压内收肌（详细说明参见第109页）；*b*. 一边移动一边使用前臂按压髂胫束（详细说明参见第115页）

治疗经验

我第一次使用前臂轻抚法，是为一名腘绳肌相当结实的橄榄球运动员提供治疗，该客户想在按摩过程中感受大腿被深压的感觉。起初，提供深度轻揉法或揉捏法似乎没有一点效果，于是促使我尝试不同的方法。我欣喜地发现，使用前臂提供轻抚法比之前的技术运用更加省力。

使用前臂实现轻抚法

要使用前臂实现轻抚法，请遵循下列步骤。

1. 首先选择大的肌肉群，如内收肌、腘绳肌或髂胫束，这些肌肉可以让你在治疗时有相当大的接触面积。

2. 从客户肌肉的远端开始，按摩治疗师准备好姿势，倾靠在客户身上，避免触压到多骨点（如股骨上髁或大转子）。按摩时你需要采用大支撑面的姿势，或是另一只手靠在按摩床上以提供支撑。

3. 涂抹按摩油，倾靠在客户身上，慢慢地从远端至近端，沿着肌肉向上滑动，直至合适的位置。

提示 许多按摩治疗师担心客户感到疼痛，从而选择前臂轻抚法，而不倾靠在客户身上。这样做对于治疗师来说相当费力，同时客户也感受不到深层组织按摩。在确保没有触压客户身体多骨区域的情况下，倾靠在客户身上，慢慢提供轻抚法，支撑自己的身体，以避免身体姿势的破坏。按摩时，缓慢移动并及时观察客户的反应，这样使用该技术非常安全。

4. 重复。

和前臂静态按压技术一样，换另一侧前臂，再次尝试该技术，留意使用哪一侧前臂效果更好。

提示 注意：如第40页图片所示，治疗师用另一只手固定前臂，不仅可增加按摩力度，还有助于治疗师维持姿势稳定。

表3.1显示了前臂静态和轻抚按摩身体各个部位的说明及其所在的位置。

使用前臂按摩的安全指南

与所有技术一样，必须注意以下几个安全问题。重点是，倾靠在客户身上提供前臂轻抚法按摩时，不是简单地使用前臂在上面扫油，而是要用能按压到肌肉组织的按摩手法。要做到这点，你需要倾靠在客户身上，避免自己的腰背部不会因不受任何支撑而拉伤。确保在使用该手法时，身体采用大支撑面的姿势，或者将另一只手臂撑在按摩床（或正在按摩的前臂）上以支撑自己的身体。

表3.1　便于使用前臂按压技术的情况

	姿势		
章	四分之三卧位	仰卧位	俯卧位
5	使用前臂按摩斜方肌上束 使用前臂按摩腰方肌	—	使用前臂按摩腰部区域 使用前臂按摩斜方肌
6	使用前臂按摩内收肌 使用前臂按摩ITB 使用前臂按摩臀肌	使用前臂按摩腘绳肌 使用前臂按摩小腿 使用前臂按摩股四头肌 使用前臂按摩ITB 使用前臂按摩内收肌	使用前臂按摩小腿 使用前臂松解软组织 使用前臂按摩腘绳肌
7	使用前臂按摩三角肌	使用前臂按摩肱三头肌	使用前臂按摩腕伸肌

现在，你可以将手腕和肘部抬离客户，主要集中在肩膀的盂肱关节处施力。应避免损伤此关节。

使用该技术时，如果保持身体姿势不变，通过肩关节旋转来按摩，容易引起关节磨损。在提供轻抚法时要沿着按摩床移动，身体同时随着按摩手法移动，而不是保持固定的姿势。

使用前臂按压的优点和缺点

在练习使用前臂按压技术之后，从下面各项中选择你赞同的表述。

优点

- 按摩治疗师可轻松施加更大或更小的压力
- 按摩治疗师可轻松按压局部区域
- 避免按摩治疗师手腕和肘关节出现拉伤
- 如果客户不喜欢揉捏法，这是一种有效的肌肉预热替代方案
- 易于连接使用肘部按压技术
- 可在涂抹按摩油后使用或作为干式技术使用
- 该技术可以隔着毛巾或衣服使用

缺点

- 从未使用前臂的按摩治疗师需要花费时间学习如何向客户倾靠
- 该技术要求按摩治疗师更加靠近客户，同时需要调整按摩治疗师的工作姿势——这可能需要时间去适应

何时使用前臂

- 发现用肘部按压或按摩工具治疗局部肌肉过于紧张问题施力过重时
- 过度使用自己的手腕和肘部，但同时又需要提供按摩时
- 由于手腕和肘部过度使用或关节过度柔软而存在损伤风险时
- 需要解决肌肉痉挛问题时
- 希望将按压技术结合到坐式常规按摩方案中时
- 需要隔着衣服提供按摩时，如在体育比赛期间

拳　头

避免手部拉伤的另一种按压组织方法是将手掌握成拳头。在涂抹按摩油后按压诸如小腿内侧等宽条肌肉时，此技术非常有用。该技术可轻松用于深压长条肌肉，如腘绳肌，或者轻压长条肌肉，如胫骨前肌（参见第146页“使用拳头按压胫骨前肌”）和手腕、手指的伸肌（参见第165页“使用前臂按摩腕伸肌”）。

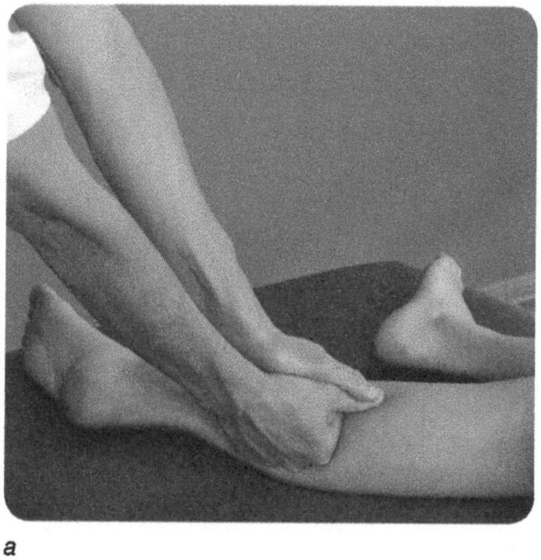

a

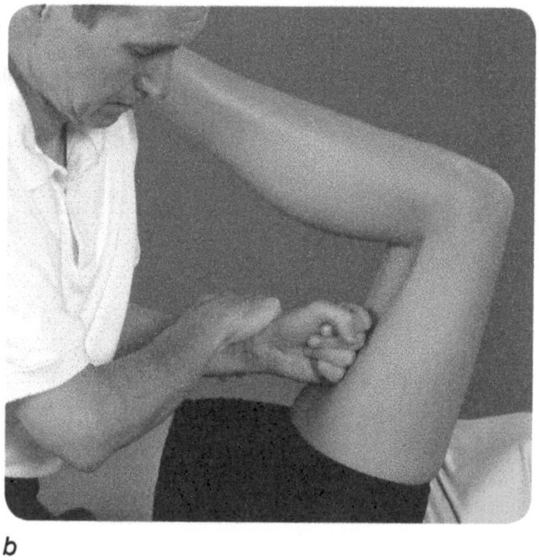

b

图3.3　*a*. 使用拳头按摩小腿内侧（详细说明参见第112页）；*b*. 使用拳头按压腘绳肌（详细说明参见第122页）

很多按摩治疗师使用拳头为仰卧位的客户按摩斜方肌，双侧或单侧按摩该肌肉上束肌纤维，向上按压至颈部后侧（参见第84页“使用拳头按摩斜方肌”）。这样做的缺点是，按摩治疗师在按压时，手腕会经常采取旋转式运动。虽然客户喜欢这种手法，但是这对按摩治疗师的腕关节来说并不是特别好。

使用拳头按摩时，手臂最好向前伸直，即手腕保持中立位（既不屈曲也不伸展），同时保持肘关节伸直。如果关节过度柔软，容易造成肘部过伸，伸直可能需要一定的技巧。使用前臂让你能够轻松地学会放松和按入组织，但该技术需要你尽力保持自己的关节处于正确的排列，其风险是会将用力的感觉传递给客户。但是，拳头按摩手法确实在深层组织按摩中占有一席之地，它比其他技术更加适合于治疗身体的某些部位。拳头按摩法对于身体强壮且前臂有力的按摩治疗师来说非常有用，可解决他们担心的向客户过度倾靠的问题。手腕无法准确有力定位的按摩治疗师可以单手使用该技术，另一只手能提供辅助支撑（如第129页图片所示）。

使用拳头应用静态按压技术

要使用拳头实现静态按压，请遵循下列步骤。

1. 确定需要治疗的肌肉，在肌肉远端摆好姿势。

2. 握拳，避免按压多骨区域，轻轻地向客户倾靠，按压肌肉组织。尽量保持肘部和手腕处于中立位。

提示 一些人坚持认为，按摩治疗师在使用该技术时，手腕和肘部必须保持中立位。保持中立位确实可以保护按摩治疗师的关节免受挤压，但很难实现。沿着客户肌肉轮廓按摩，当划过多骨区域时，手腕和肘部应自然而然地弯曲。

3. 涂抹按摩油后，继续向客户倾靠，慢慢地向上滑至肌肉近端，观察客户的反应。

4. 重复这一操作。

很多按摩治疗师为了保持手腕和肘部中立位会出现耸肩情况，因而带来了斜方肌上束和肩胛骨提肌紧张和疼痛。一般来说，需要将按摩床调至比平常更低的位置来使用此按压技术。

表3.2显示了最适合使用拳头按摩身体部位的说明及其所在的位置。

拳头技术的变化形式

使用拳头按摩时，稍微改变按摩技术就会对客户的体验产生巨大的影响。例如，你可以选择使用掌骨按压，手指背侧按压肌肉时，请保持掌骨垂直接触皮肤，如第138页图片所示。你也可以选择增加脊状式施力。采用第二种方法时，手部需呈一定的角度，使用近端指间关节而非掌骨平直按压肌肉。如果你使用该技术按摩时能够保持紧握拳头，那么对于这些关节则相对安全。

表3.2　便于使用拳头按摩技术的情况

	姿势		
章	四分之三卧位	仰卧位	俯卧位
5	—	使用拳头按摩斜方肌 使用拳头按摩胸肌	—
6	使用拳头按摩内收肌 使用拳头按摩小腿内侧 使用拳头按摩ITB	使用拳头按摩腘绳肌 使用拳头按摩ITB	使用拳头按摩小腿 使用拳头按摩胫骨前肌 使用拳头按摩足部
7	—	使用拳头按摩肱三头肌 使用拳头按摩肱二头肌 使用拳头按摩腕伸肌 使用拳头按摩手掌	—

使用拳头按摩的安全指南

除了遵循深层组织按摩的安全指南外，还要保持拳头放松，避免使用近端指间关节按压。如第126页图中所示，手指放松，握成杯状，或者如第129页图中所示，使用另一只手扶住手腕，掌骨垂直按压。此外，你还可以握紧拳头，通过近端指间关节按压，采用该姿势时必须保持稳固支撑、不可移动。

拳头按摩技术的优点和缺点

练习使用拳头按压技术之后，从下面各项中选择你赞同的表述。

优点

- 该技术在涂抹按摩油后对按压宽条肌肉非常有用
- 该技术对前臂有力又担心施力过度对客户造成伤害的按摩治疗师来说，是一种替代方案
- 该技术可轻松改变力度以满足客户的需求
- 使用该技术不必向客户倾靠太近

缺点

- 难以保持手腕和肘部处于中立位且保持线性排列
- 使用手腕按压仰卧位客户斜方肌上束时，通常需要旋转式运动
- 按摩床需要降至比平常更低的位置，才能执行该项技术
- 按摩治疗师刚开始使用该技术时倾向于耸肩，会造成按摩治疗师斜方肌上束和肩胛提肌紧张

何时使用拳头技术

- 按摩治疗师涂抹按摩油后要按压长条肌肉时
- 按摩治疗师前臂强壮有力，在为体型较小的客户提供治疗时，想避免前臂使用较重手法提供轻抚法按摩时

肘 部

常规深层肌肉组织按摩方案中经常会使用肘部，肘部有两种常用的使用方法。首先，该技术可以为需要深压的小肌肉（如阔筋膜张肌或肩胛提肌）或大肌肉的某个特定区域（如腘绳肌起点）提供局部静态按压。其次，该技术可以用作剥离技术，即结合使用按摩油沿着窄带组织缓慢而连续地施加压力。

肘部的接触面积较小，相比前臂或拳头能提供更深的按压，甚至可以达到使用按摩工具所能达到的同等按压深度。因此，最好在肌肉组织完全接受预热后，再使用肘部进行深度按压。当然，所有深层组织按摩技术均能产生深远的效果，先使用常规按摩技术对肌肉组织进行预热，再使用该技术较为安全。

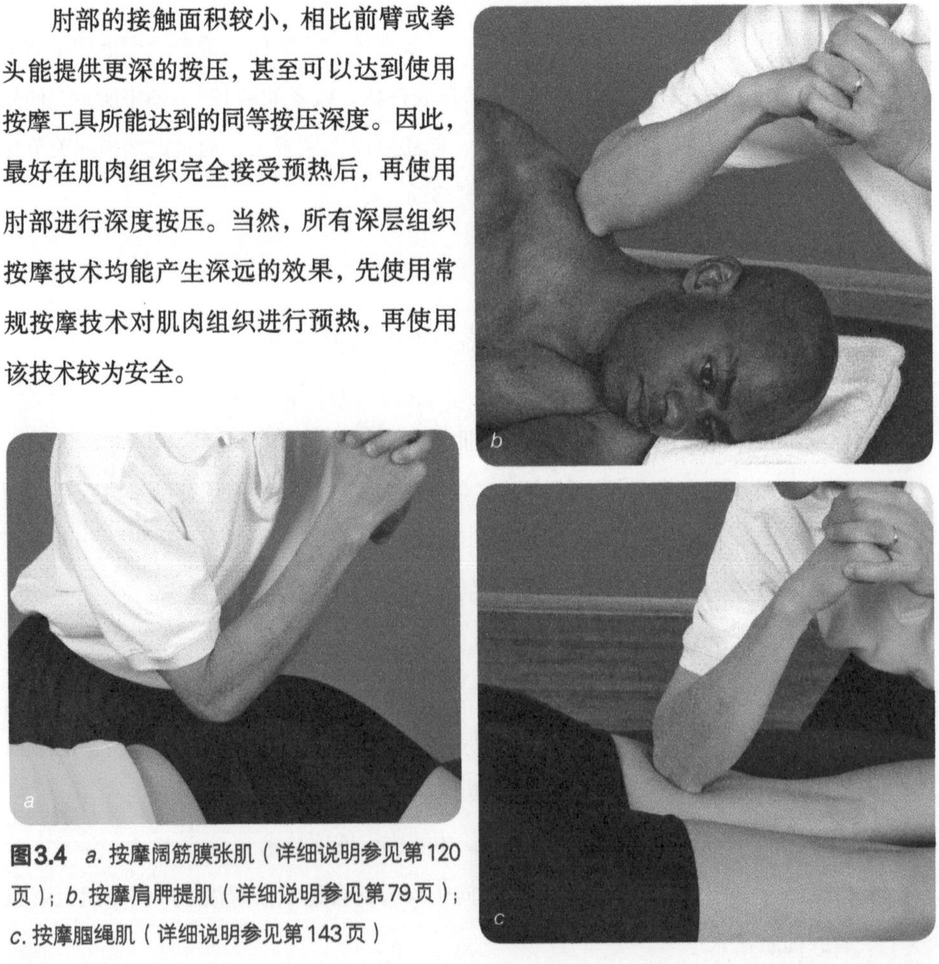

图3.4 *a*. 按摩阔筋膜张肌（详细说明参见第120页）；*b*. 按摩肩胛提肌（详细说明参见第79页）；*c*. 按摩腘绳肌（详细说明参见第143页）

使用肘部实现静态按压技术

第一次使用该技术之前，先使用你的双手在自己身上练习。

1. 确定你想要治疗的位置，将肘部置于该部位，保持肘关节弯曲（参见图3.5*a*）。

2. 肘部稍稍伸展，同时保持接触该点，不要增加任何施力（参见图3.5*b*）。

3. 使用肘部按摩相同部位时，保持伸展，向客户倾靠（参见图3.5*b*）。

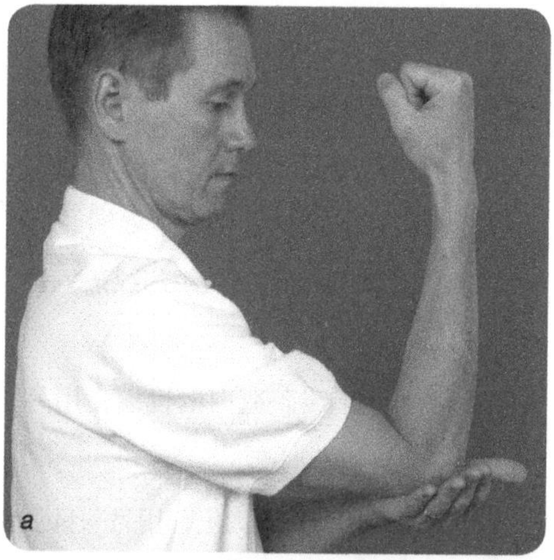

a

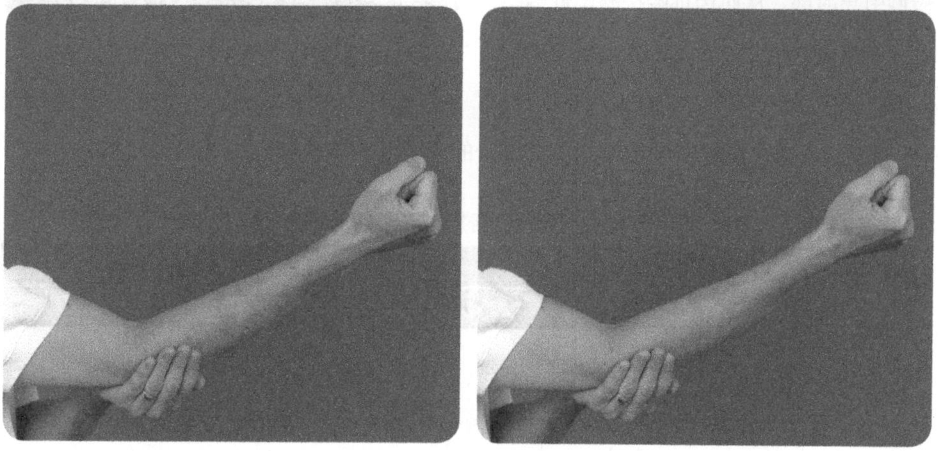

b

4. 持续按压，慢慢屈肘（参见图3.5*c*）。

5. 放松，减少施力，舒缓该区域。

6. 重复使用该技术。

提示 注意：按摩治疗师的肘部稍微改变一下角度，客户便能感受出按压力度的巨大变化。

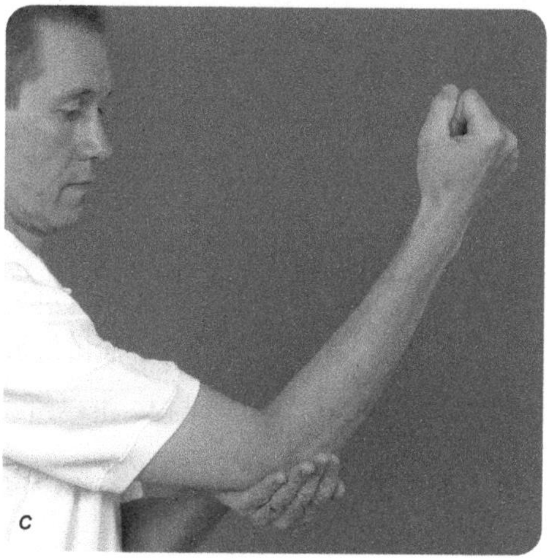

c

图3.5 使用肘部实现静态按压技术

使用肘部实现剥离手法

使用肘部实现剥离技术，请遵循以下步骤。

1. 肌肉组织完全预热，从远端开始按摩，确定想要沿着剥离组织的线条（如腓肠肌中线）。

2. 肘部置于该条肌肉的远端，用另一只手的虎口扶着肘部。

3. 肘部置于客户肌肉上，用另一只手慢慢引导肘部，从肌肉远端按摩至近端。

4. 采用轻抚法或揉捏法舒缓该区域。

5. 重复使用这一技术。

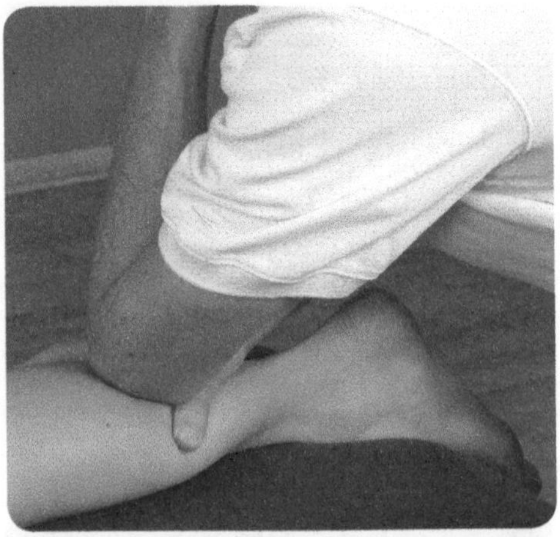

图3.6　使用肘部实现剥离手法

表3.3显示了使用肘部按摩身体各部分的说明及其相应的位置。

表3.3　便于使用肘部按压技术的情况

	姿势		
章	四分之三卧位	仰卧位	俯卧位
5	使用肘部按摩肩胛提肌 使用肘部按摩腰方肌	—	使用肘部按摩斜方肌
6	使用肘部按摩内收肌 使用肘部按摩小腿内侧 使用肘部按摩臀肌 使用肘部按摩阔筋膜张肌	使用肘部按摩股四头肌 使用肘部按摩胫骨前肌	使用肘部按摩小腿后群肌 使用肘部按摩腘绳肌
7	治疗肩部后侧		治疗肩部后侧 使用肘部按摩冈下肌

使用肘部按摩的安全指南

除了有关使用肘部按摩深层肌肉组织的安全指南外，还应注意使用肘部时不可压迫客户身体各区域的血管结构、淋巴结或神经。你需要十分谨慎地控制使用该技术。涂抹按摩油后需要格外小心，必须使用一只手引导肘部进行按压，保持肘部位于肌肉上的正确位置，防止肘部滑落。

使用肘部治疗扳机点时，如果按摩点出现轻微不适的感觉，且60~90秒内不消退，请务必停止按压。如果不适一直存在，就可能挤压到扳机点之外的地方了。

最后记住，要在肌肉组织完全预热后方可使用肘部按压。也就是说，随着不断练习，许多按摩治疗师掌握了使用肘部的力度后，才可将这种按压手法用于预热肌肉组织。肘部确实有助于增加按压深度，但是不应过度施力。

使用肘部的优点和缺点

使用肘部按压技术之后，从下面各项中选择你赞同的表述。

优点

- 有利于施用更深的按压
- 按压点非常具体
- 避免按摩治疗师手腕拉伤
- 方便连接使用前臂按压技术
- 可以在涂抹按摩油后或作为干式技术使用
- 可以隔着毛巾或衣服使用

缺点

- 不能应用于所有肌肉
- 使用肘部时，可能需要一定的时间让按摩治疗师掌握如何倾靠在客户身上

何时适合使用肘部

- 需要为局部提供非常深度的按压，但没有按摩工具，也不想使用指头和拇指时
- 需要治疗扳机点时
- 由于手腕和肘部过度柔软，过度使用这些关节时会有损伤风险时
- 想将按压技术结合到坐式常规按摩方案中时
- 需要隔着衣服提供按摩，例如在体育比赛期间

挤压手法

这种简单的挤压肌肉组织的动作与前臂静态按压技术采用大致相同的方式，可促进血液通畅流动。按压会暂时阻碍血液流至该区域，压力解除后，血液流回该区域。揉捏法需要采用单手握持和挤压动作，会导致前臂屈肌、伸肌和拇指出现过度使用综合征。因此，该技术作为揉捏法的替代方法，对于按摩治疗师来说非常有用。挤压技术让你能使用肩膀内收肌和手部完成按压技术。挤压可以采用静态方式，特别是与按摩油搭配使用，客户体验会更佳，虽然可用于按摩股四头肌（参见第127页“挤压股四头肌”）和手部（参见第160页“挤压手掌”），但此手法最常用在按摩小腿后群肌时。

挤压小腿

客户采用俯卧位或仰卧位，按摩治疗师为小腿涂抹按摩油后，使用挤压技术。

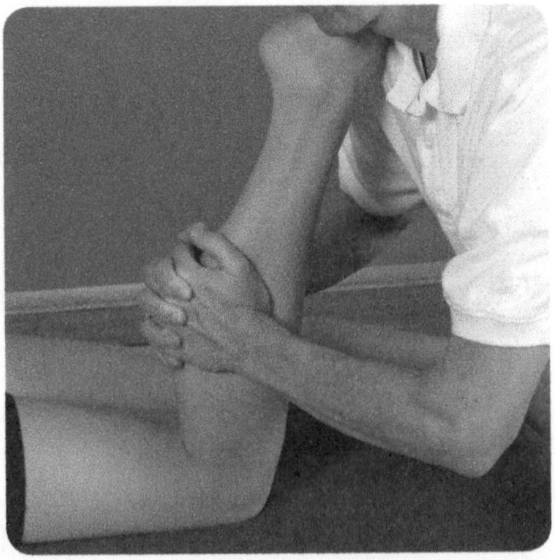

图3.7　挤压小腿（详细说明参见第141页）

1. 坐在靠近客户膝盖弯曲处，双手置于客户肌肉远端，握成杯状。

2. 从最靠近胫骨的肌肉处（较深的肌肉部分）开始，慢慢抓握肌肉组织。

3. 持续抓握，双手滑离肌肉，将肌肉剥离胫骨。

4. 移至更靠近肌肉组织的近端点，重复此手法。

5. 采用该方式，从肌肉组织的远端按压至近端。注意，在抓握小腿肚大块肌腹部位与跟腱交接处肉质较薄部位时的感受不同。

许多按摩治疗师在为客户按摩手部时，通常让自己的拇指呈圆周运动来按压客户手掌的大鱼际和小鱼际隆起点。虽然这种方法受到客户的喜欢，但并不能提供特别深的按压（因为大多数客户并不要求对手部提供深层组织按摩），并且会损害按摩治疗师的拇指。如果客户要求提供深层按摩，尝试采用本文此处所描述的小腿按压方法来按压肌肉丰富的大鱼际和小鱼际隆起点。

表3.4显示了挤压手法的技术说明及其所在的位置。

表3.4　挤压技术的使用情况

	姿势		
章	四分之三卧位	仰卧位	俯卧位
5	—	—	—
6	—	挤压小腿 挤压股四头肌	挤压小腿
7	—	挤压手掌	—

挤压技术的安全指南

挤压手法是一种最安全的按压技术，具有较低的风险。需要考虑的是挤压深度在视觉上具有一定的欺骗性或迷惑性，因此，首次使用该技术时，应随时观察客户的反应。

挤压技术的优点和缺点

使用挤压技术之后，从下面各项中选择你赞同的表述。

优点

- 有利于使用更加深度的按压（特别是用于小腿后群肌）
- 揉捏法的替代方法
- 允许按摩治疗师使用除了手腕和手指屈肌之外的肩关节旋内肌，从而减少过度使用问题
- 涂抹按摩油后方便使用该技术

缺点

- 无法应用于所有肌肉组织
- 该技术无法用于大面积、高张力的肌肉组织，特别是当按摩治疗师手型较小时

何时使用挤压技术

- 需要一种替代揉捏按压小腿的方法时
- 需要为客户强有力的大手提供深压时

工　具

现在让我们考虑如何使用按摩工具安全按压组织。很多按摩治疗师对使用按摩工

具非常感兴趣，但是在购买后却不知如何最佳地使用这些工具。许多按摩治疗师害怕使用不当，而弃用工具改用手指。使用手指是瑞典式按摩的重要组成部分，事实上，身体的某些部分一般会使用手指来治疗，如面部，手指温和的按摩是可以接受的，但是绝对不可用在深层肌肉组织按摩中。按摩治疗师在刚开始为客户提供深层组织按摩时，会习惯性地使用手指，而导致自己这些身体部位出现过度使用的症状。学习如何安全使用工具有助于防止出现手部过度使用的问题，让你能更加有效地为客户在身体的一些部位上进行深层组织按摩。虽然这些工具不能用于治疗所有肌肉，但是对于深度静态按压特定的小区域，其表现很出色。该按摩工具可以在不使用按摩油或隔着衣服时使用，但采用轻抚法和揉捏法舒缓要接受治疗的区域后，再使用按摩工具效果会更佳。

按摩工具的类型

目前市场上有许多类型的按摩工具，你也可以将日常物品作为按摩工具来使用。

1. 从宠物店购买的网球型球具
2. 把手按摩器
3. 从旧货商店购买的儿童木柱玩具
4. 小圆块按摩器
5. 塑料球型按摩器
6. 木制老鼠

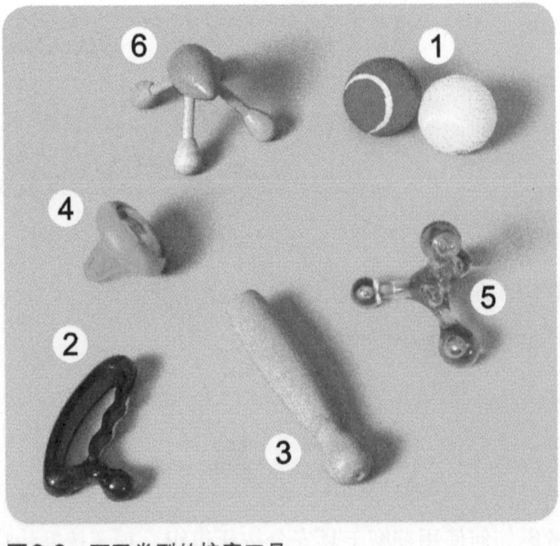

图3.8　不同类型的按摩工具

应用按压技术的一种最有效且最便宜的工具是从宠物店购买的网球，这是专门为咬合力很强的小狗设计的一种球具。这种球比普通的网球更加坚硬，将它用于治疗时，将其置于客户身下，这样客户用自身的体重就可实现按压。如果需要按压斜方肌上束、菱形肌或肩胛提肌，该工具能够在仰卧位为客户治疗起到良好的作用。你需要帮助客户将工具固定在感觉最好的肌肉部位，但是无需对该区域施力。需要注意的是，可以使用较小直径的网球，但是通常它会陷进按摩床垫中，只能产生最小的按压作用。

使用把手按摩器为俯卧客户按压冈上肌或斜方肌上束等肌肉时非常有用。使用把手按摩器时，需要按摩治疗师坐着或跪着，或采用大支撑面的姿势，以获得良好的杠杆力。此时应保持手腕处于中立位。

使用网球等球状按摩工具

使用网球等球状按摩工具，请遵循下列步骤。

1. 客户采用仰卧位，将球置于按压客户反应最受益的肌肉部位。避免按压肋骨、椎骨和肩胛骨内侧缘。移开你的手。

2. 鼓励客户放松身体，在球上保持静态不超过60秒。

3. 将网球重新放至在客户身体的不同区域，并重复该手法。

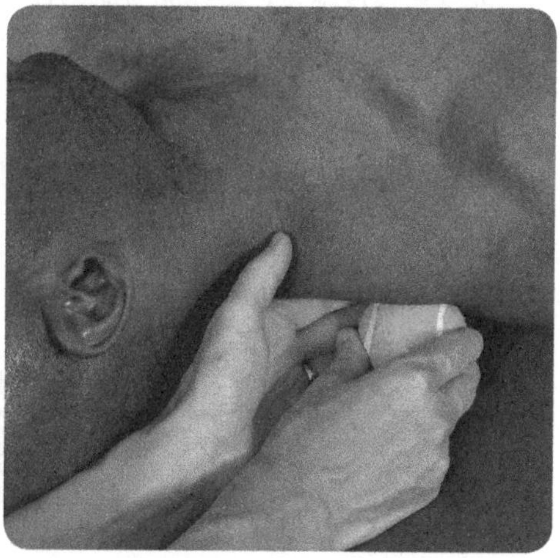

图3.9　使用网球等球状工具按摩斜方肌上束（详细说明参见第86页）

避免过度按压一个区域，使用球状工具按压肌肉组织最多不得超过1分钟。理想情况下，最好是在按压后，使用轻抚法舒缓该区域，在这个例子中就需要客户转为俯卧位。

提示　如果客户能够自己躺在球上，并在按摩床上面稍微移动，找到正确的点，效果则更佳。在使用该工具的过程中，客户只需固定住球的位置，就会感到越来越舒服。

使用把手按摩工具

使用把手按摩工具，请遵循下列步骤。

1. 找到想要按压的地方，在其上覆盖毛巾或面巾，确定位于肌肉组织上，而非多骨区域或其他敏感区域，如血管、淋巴管或神经密集区。

提示 在需要按压的区域涂抹按摩油，遮盖一块小毛巾或面巾，防止工具在使用中滑落。虽然工具可以直接用于皮肤，但是难以控制。

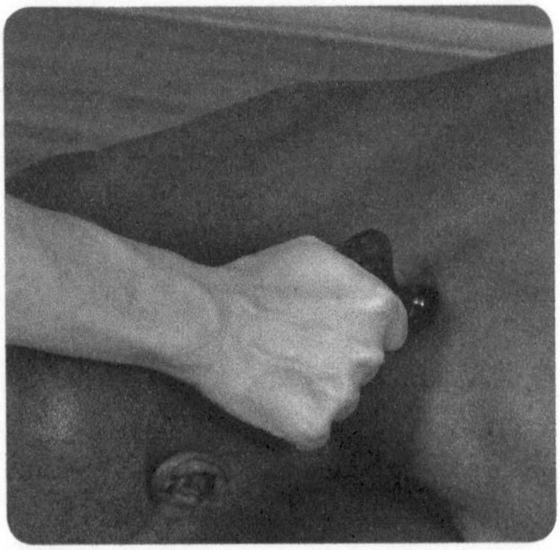

图3.10 使用把手按摩器应用按压技术（详细说明参见第161页）

2. 将按摩工具置于按压的点上（毛巾或面巾上）。

3. 开始慢慢施力，尽可能与肌肉保持垂直，并不断观察客户的反应。

4. 凭直觉和客户的反应，保持深度按压长达30秒，然后缓慢放松。

5. 在可能的情况下，使用轻抚法或揉捏法舒缓该区域。

6. 如有必要，重复使用该工具。

表3.5显示了按摩工具的使用说明。

表3.5 按摩工具技术的使用情况

	姿势		
章	四分之三卧位	仰卧位	俯卧位
5	—	使用工具按摩斜方肌 使用网球	—
6	—	使用工具按摩足底 使用工具按摩阔筋膜张肌	—
7	—	—	按摩冈上肌

按摩工具使用的安全指南

使用按摩工具能够实现使用肘部同样或更加深度的施力。相比使用肘部，使用按摩工具能更准确地按压客户身体的某个区域，因此，请确保按压的是肌肉组织而非其他重要结构。如有任何疑问，请参见第24页中所讲述的深层组织按摩一般安全指南。按摩治疗师习惯于帮助客户识别“舒适”的疼痛——那种紧张肌肉得到放松所带来的令人愉悦的不适感。当然，如果客户反映期间均感到疼痛，则应立即停止使用该按摩工具。

使用按摩工具的优点和缺点

使用按摩工具后，从下面各项中选择你赞同的表述。

优点

- 有利于实施更深的按压
- 可以按压非常具体的点
- 避免按摩治疗师手指拉伤
- 可以涂抹按摩油后或作为干式技术使用
- 可以隔着毛巾或衣服使用

缺点

- 不适用于所有肌肉（如面部肌肉）
- 应用按摩工具可能需要时间加以练习
- 需要改变姿势以获得适当的杠杆力

何时使用按摩工具

- 需要对局部施加非常深的按压，同时又不想使用手指时
- 用于治疗扳机点时
- 手指因过度使用而有损伤的风险或这些关节患有过度柔软症时

结束语

在这一章中，我们主要介绍了深层组织按摩的一个组成部分，即按压技术。在下一章中，你将学习有关深层组织按摩中同等重要的组成部分——拉伸技术。

小问题

1. 使用前臂按压技术时握拳，客户会感受到压力发生什么变化？
2. 使用拳头按摩技术存在的固有困难是什么？

3. 除了更近地倾靠客户，如何为肘部增加施力？

4. 使用肘部应用剥离技术时，应该如何防止肘部滑落？

5. 在本章描述的所有技术中，哪种技术属于相对较弱的按压技术？哪些技术在治疗较小的特定点方面效果最佳？

第4章

拉伸技术

现在，你已经了解了深层肌肉组织按摩中所使用的按压技术，下面介绍另一种技术——拉伸技术。本章你将学习如何更好地将拉伸技术结合到按摩过程中，身体的哪些部位适合使用拉伸技术，以及很多有助于有效掌握该技术的技巧。同样，你还需要遵循安全指南。本章末尾的表格提供了身体各个部位使用拉伸技术所在的章节（第5章“躯干”、第6章“下肢”和第7章“上肢”）索引。最后，末尾还提供了小问题，检查你对拉伸技术的掌握情况。

拉伸技术简介

按摩其实就是拉伸肌肉组织。除非你涂抹极大量的按摩油，手法如羽毛般轻柔，否则即使是采用轻抚法，也是在拉伸皮肤。此处我们介绍如何将拉伸技术结合到治疗过程中。这种拉伸并非你在健身房锻炼后所做的拉伸动作，也不是你为客户提供的特定拉伸治疗（例如，被动拉伸或者特殊形式的拉伸，如肌肉能量技术或本体感觉神经肌肉促进技术，分别称为MET和PNF）。这种拉伸技术也不是你为客户提供在家里做的康复训练方面的主动拉伸。你在这里所学的拉伸技术是特定于深层组织按摩使用的拉伸技术，该技术通常由按摩治疗师施用，无缝结合到按摩治疗中。但是，你也要了解客户如何通过收缩正在接受治疗的肌肉对侧的肌肉（拮抗肌）来促进拉伸效果，从而减少正在接受治疗的肌肉（主动肌）的紧张度。

拉伸几乎存在于所有按摩过程中。但是，深层组织按摩所使用的拉伸技术大致可分为“不使用按摩油”（即“干式”）拉伸技术和“涂抹按摩油”拉伸技术。针对不同的按摩技术，我们都可以采用两种方法来增强拉伸效果。第一种方法是，边按摩边轻轻牵引肢体。第二种方法是，活动关节（影响正在接受治疗的肌肉），拉伸到这些肌肉。在持续按摩的同时松动各个关节。最后，无论是否使用按摩油，我们都可以同时结合使用牵引术和关节松动术。注意，后续每增加一项其他技术，肌肉组织都会得到更大限度的拉伸——首先是干式拉伸，其次是增加牵引技术，然后是增加关节活动，最后是同时增加牵引和关节活动。同时，客户可能会感到按摩深度在不断增加。使用这些技术大多数不搭配按摩油使用也是可行的，并且更为那些特别喜欢深层肌肉组织按摩的客户所接受，但是大多数客户还是觉得涂抹按摩油会更加舒服。一些按摩治疗师认为，如果不使用按摩油，这些技术不好衔接，从而难以执行综合的治疗。此处我们仅介绍最有用的干式拉伸技术，大多数其他技术都在涂抹按摩油的章节加以阐述。

不使用按摩油（干式拉伸）

大多数客户会偏爱特定的按摩手法和力度，并且会要求对身体的某些部位按摩久一点。虽然按摩治疗师尽量避免过度按压任何区域，但仍会本能地倾向于需要集中治疗的组织。如果你发现自己正在这样做，可能会注意到，不仅按压深度会增加，而且使用的按摩手法也会更加集中地挤压和拉伸肌肉组织。干式拉伸技术对身体某些区域特别有帮助。具体到对哪些区域采用干式拉伸，取决于客户的需求，以及筋膜和肌肉最紧张的地方。

在涂抹按摩油治疗的任何阶段均可应用干式拉伸技术，只需要在治疗区域上方覆盖一块毛巾即可。以这种方式使用该干式技术拉伸效果非常强大，必须谨慎使用。该技术不适合皮肤脆弱或不喜欢深层肌肉组织治疗的客户。相反，这些技术是增加按压深度的理想技术，对缓解绷紧的肌肉或组织特别有用。在不适用按摩油的情况下或者使用按摩油可能存在问题时，例如为患有牛皮癣的客户提供服务时，以纯干式形式使用这些技术相当有用。干式拉伸技术操作简便，按摩治疗师无需费劲即可掌握，并且很容易调整以增强深压的感觉。

在接下来的内容中，我们将讨论几种干式拉伸技术，以及干式拉伸牵引技术。

干式拉伸技术

干式拉伸技术可以很好地用于按摩背部。将该技术应用于该区域简单安全，随后可以涂抹按摩油并隔着毛巾使用该技术，你很快就会了解，使用干式拉伸无需深压即可促进深层肌肉组织的按摩。

许多按摩治疗师会纵向按摩背部，采用轻抚法从颈部扫到骶骨或从骶骨扫到颈部，这取决于他们在按摩床的站位。为肌肉组织预热后，按摩治疗师通常会使用更集中的剥离技术或画圆动作“向上”或“向下”按压竖脊肌。在不使用按摩油的情况下横向按压背部，将皮肤、筋膜以及相关肌肉拉伸远离脊柱，这是一种非常有用的新方法。

干式拉伸竖脊肌

为客户涂抹按摩油后，可使用该技术。使用该技术时，按摩治疗师始终站在客户一侧按压竖脊肌。换句话说，如果你站在客户左侧（如图4.1所示），你按压的是客户右侧的竖脊肌。先治疗哪一侧竖脊肌并不重要。但是，为了帮助你掌握该技术，我们先从客户右侧的竖脊肌开始。

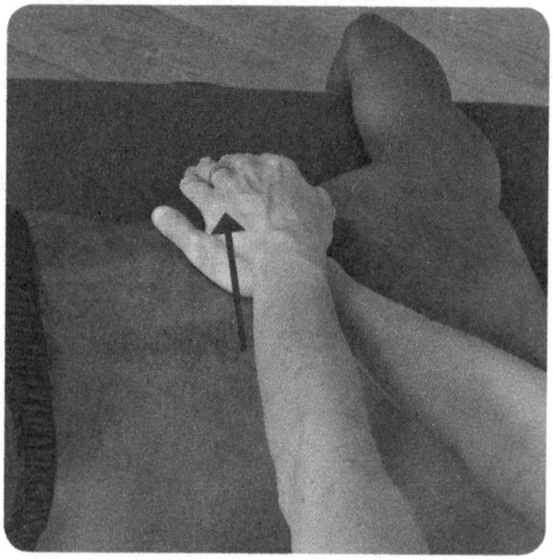

图4.1 站在客户一侧使用干式技术拉伸竖脊肌（详细说明参见第93页）

1. 站在按摩床左侧，确定客户脊椎的棘突。避免按压这些区域。

2. 找到客户背部右侧的纵向竖脊肌。手部位置如图所示，将大鱼际和小鱼际隆起置于肌肤上。

提示 是否从接近颈椎、胸椎或腰椎的位置开始按压并不重要。但是，在首次学习使用该技术时，最好是从胸椎上段开始向骶骨方向按压。

你的目标是轻轻地将竖脊肌（以及相关的组织）推离脊柱。锁住竖脊肌组织，轻轻地将该组织推离脊柱。保持肘关节伸直，避免手部滑过皮肤。你要保持锁住皮肤，拉伸手掌下方的组织，而不是滑过。在将肌肉推离脊柱时，要采用轻柔振动动作帮助客户放松。

3. 上下按压脊柱2~3次，只按压脊柱一侧。是从胸椎上段开始向下按压至骶骨，然后停止并返回起始位置重复，还是从胸部开始向下按压至骶骨，然后再返回至胸部，这不重要。

提示　注意，由于脊柱颈段前凸和可接触面积较小，掌心难于固定在颈部伸肌。如果想把该技术应用到该区域，需要使用指腹而非掌心。如果客户采用俯卧位，则很难固定在这些肌肉上并使用干式拉伸技术。你会发现，涂抹按摩油后，隔着毛巾应用这种技术，会取得更好的效果。

4. 沿着右侧竖脊肌按压结束后，移至按摩床右侧，再次使用该技术按摩客户左侧肌肉。

干式拉伸竖脊肌的4种调整方法

有4种方法可以让你更深刻地理解干式拉伸技术如何成为按摩技术中有用的新技术。首先，练习该技术时，特别注意背部柔韧性较差，因而少拉伸这种区域。客户的左、右两侧是否有差异？腰部区域的柔韧性是否一侧比另一侧差？该技术是否会引起客户反映特定区域感到“僵硬”“紧张”或“放松”的感觉？干式拉伸技术的一种价值是，让你与客户都能更好地认识到局部紧张区域以及拉伸不够的肌肉组织。

你可以做的第二件事是，涂抹少量按摩油后，并隔着毛巾使用该技术时，留意会发生什么情况。像平常提供轻抚法一样，涂抹少量按摩油，隔着毛巾重复上述步骤。注意，隔着毛巾操作能够更好地抓握皮肤，由于毛巾会吸收按摩油能够起到固定作用。采用这种方式时，按摩治疗师仅需较少施力，即可轻松拉伸肌肉组织。询问客户对第二种方法的感受如何，很多客户反映说，感觉更强有力、力度更“深”。

提示　如果你担心按压到脊椎上的棘突，可用一只手做引导，然后用另一只手拉伸组织。

你可以做的第三件事是，不使用按摩油或涂抹少量按摩油隔着毛巾在整个背部向不同方向使用该技术。第93页提供了如何横向按摩竖脊肌的分步说明。但是，你可以纵向按摩这些肌肉，或者选择沿任一方向按摩。该技术不仅可以治疗竖脊肌，还可以应用到背部任何区域。将该技术应用到那些需要拉伸的区域，避免应用到柔软的肌肉或由于客户固定身体姿势问题而变长、变弱的肌肉。记住，竖脊肌是让我们保持直立的肌肉，在日常活动中很少得到休息。自然情况下，健康个体上的这些肌肉都很强壮，并不需要拉伸。斜方肌中束和菱形肌的肌纤维通常细长且无力，特别是对于患有脊柱后凸（驼背）的客户，不可使用任何拉伸技术拉伸这些肌肉。这里所述的干式拉伸竖脊肌技术简单易学，有一定的治疗价值。学习该技术后，可以进行调整，以满足你治疗的需要。

最后，注意客户接受该技术治疗手臂位于不同位置时会发生不同的反应。客户采用俯卧位，手臂放在身体两侧，或者客户手臂外展90度角，悬至按摩床两侧，或置于头上接受该技术治疗，通过不同方式应用技术会带来完全不同的感受（对于提供者和接受者）。改变手臂位置同时会改变肩胛骨的位置，这反过来会影响背部组织中的紧张度，你会发现相对松弛的区域突然更加紧张。例如，如果客户把手臂置于头上，会轻轻拉伸胸腰筋膜。采用该姿势并使用干式拉伸技术按摩腰部区域，对于竖脊肌或腰方肌紧张的客户非常有帮助。但是，采用该姿势会缩短斜方肌上束的筋膜，使你更难使用干式拉伸技术拉伸该区域。双臂放在身体两侧，对于治疗斜方肌上束肌纤维紧张的客户更加有效。改变客户的双臂位置可以有效地增强干式伸展技术的效果。

提示 干式拉伸可以应用到全身，遵循第93页的指南使用干式拉伸技术按摩竖脊肌。

干式拉伸背部的安全指南

始终远离脊椎棘突或与脊椎棘突相平行，避免朝着脊椎棘突方向按压或直接按压脊椎棘突。同样，避免向上按入骨的边缘，如肩胛骨内侧缘。记住，肋骨是向外弯曲，很多按摩治疗师感觉到该部位肌肉僵硬或有“结节”，实际上下面是骨头。为皮肤脆弱的客户提供治疗时，避免使用所有干式拉伸技术。

最后，注意干式拉伸不仅仅用于背部。你可以将该技术应用到身体的任何部位，记住，避免按压多骨区域，重点拉伸你觉得最紧张的区域。

使用干式拉伸技术的优点和缺点

使用干式拉伸技术后，从下面各项中选择你赞同的表述。

优点

- 能够拉伸特定的局部区域
- 不适合使用按摩油或如涂抹按摩油出现问题时，干式拉伸技术可能有用
- 易于使用

- 该技术可以用在身体任何地方
- 按摩治疗师无需费力
- 干式拉伸技术适用于特别需要深层肌肉组织按摩的客户

缺点

- 干式拉伸技术不使用按摩油时，很难连接使用其他技术
- 有些客户可能会感到不舒服
- 不适用于皮肤脆弱的客户

何时使用干式拉伸技术

- 治疗绷紧和缩短的肌肉或组织时（通常需要使用该技术拉伸局部组织区域）
- 为需要或特别重视深层肌肉组织按摩的客户提供治疗时

牵引技术

温和的牵引技术是深层肌肉组织按摩非常重要的组成部分。牵引是指轻轻地牵拉肢体，通过拉离关节以拉伸相关的组织。尽管牵引技术可以结合涂抹按摩油，但最好在皮肤干燥时使用，这样易于抓握肢体而不会滑落。操作要缓慢、安全、轻松，虽然该拉伸技术要求按摩治疗师采用与之前不同的工作姿势，但是易于操作。牵引技术不仅能增强深层肌肉组织按摩的感觉，还可以显著改善关节活动范围。需要注意的是，该技术不适用于关节过度柔软的客户，如关节有脱臼经历或不稳的客户。此外，还应该避免为皮肤脆弱的客户提供牵引技术服务，因为该技术主要是集中拉伸关节周围的组织（包括皮肤）。

牵引技术最好用于腋窝后部，以及背阔肌、大圆肌和小圆肌。这些区域是按摩中常常被忽视的部位。在这里，你可以牵引肩部的盂肱关节以拉伸周围相关的肌肉，这种方法在下列情况非常有用：如果客户是运动员或爱好者（如常年从事攀岩或划船活动，经常使用这些肌肉）；如果客户常年使用拐杖（需要内收盂肱关节）；如果客户的手臂接受手术后需要以内收位专门且暂时固定而出现组织萎缩。

牵引俯卧位盂肱关节

这种技术有利于改善关节活动范围，对于该关节外展受限的客户特别有效。虽然

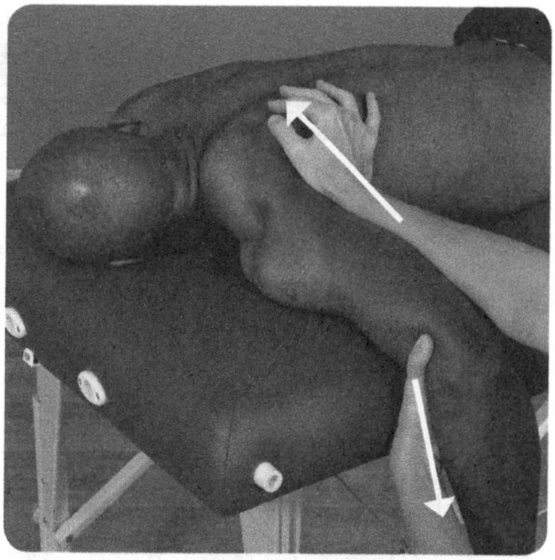

图4.2　牵引盂肱关节（详细说明参见第164页）

我们在阐述该技术时选择肩膀外展90度，但是你可以从任何外展角度开始牵引，只要能够以舒适的方式握住肘部即可。

1. 客户俯卧位，小心将客户肩膀外展大约90度角或小于90度角。

2. 如有必要，按摩治疗师采用跪姿，一只手抵住客户腋窝背侧，另一只手扶住其肘部。

3. 保持自己手臂伸展，轻轻地按压腋窝背侧，同时使用另一只手牵引客户的盂肱关节。应注意避免按压到客户腋窝附近的神经、血管和淋巴结构。

提示　避免肘部握得过紧。仅需很小的力气牵引肩部。记住，你是在牵拉盂肱关节，而不是肘关节。

牵引俯卧位盂肱关节的两种变化方案

该技术有两种方法可促进其肌肉组织的伸展，对于每一种变化，客户均能感受到施力的增加。

首先，可以在客户腋窝背面涂抹少量按摩油，然后隔着面巾或小毛巾拉伸和牵引。扶住肘部，继续采用相同方式牵引肩关节。正如第93页所述，与你隔着衣服横向拉伸竖脊肌时所感受到的施力增加一样，甚至可以根据需要，更大程度地增加施力：不是保持手掌平放腋窝背部，而是转动手掌舒缓下面的皮肤。注意，涂抹少量按摩油后，可以隔着衣服使用该技术，这样能更好地握住皮肤并真正拉伸腋窝背侧的肌肉组织。

为了进一步外展和拉伸背阔肌、大圆肌和小圆肌，可以在应用牵引技术时被动地活动肩关节。持续用手掌按压腋窝组织，持续牵引关节，增加外展角度。像往常一样直接拉伸，并用手掌按压腋窝背侧，另一只手外展客户的肩关节。

注意，按摩治疗师可以轻松地将肩部后侧拉伸技术结合到涂抹按摩油的按摩过程中，用手向下按入客户的肱三头肌，并向上按入肩部后侧。

表4.1显示了牵引技术被引入深层肌肉组织按摩的情况及其所在的位置。

表4.1　便于使用牵引技术的情况

	姿势		
章	四分之三卧位	仰卧位	俯卧位
5	拉伸背阔肌	使用拳头按摩胸肌	—
6	—	—	
7	按摩背阔肌	使用前臂按摩肱三头肌 使用拳头按摩肱三头肌 使用拳头按摩腕伸肌	治疗肩部后侧 牵引盂肱关节 使用前臂按摩腕伸肌

使用牵引技术的安全指南

为了有效避免按压腋窝，牵引是一种安全有效的技术。但是，该技术不适用于所有客户。牵引不适用于那些诊断患有关节柔软综合征的客户，还应该避免用在曾经有脱臼经历或有关节脱臼风险的客户（如果客户表示关节不稳）。在为关节患有炎症（如类风湿性关节炎）的客户提供服务时，请遵医嘱使用牵引技术，否则可能会导致病情加重。牵引技术不适用于患有强直性脊柱炎和关节融合的客户。这种技术可以拉伸关节周围的组织，包括皮肤，所以应该避免为皮肤脆弱的客户使用该技术进行治疗。对大多数客户来说，柔和的牵引技术可以作为深层肌肉组织按摩的一种安全舒适的辅助方法，如果不确定该技术是否适用于某个特定的客户，请提前咨询客户的医生。

使用牵引技术的优点和缺点

使用牵引技术，从下面各项中选择你赞同的表述。

优点

- 改善受限关节活动范围的理想选择
- 有助于拉伸肌肉组织的特定区域
- 当按摩不适合使用按摩油或涂抹按摩油会出现问题时，该技术非常有用
- 易于使用
- 按摩治疗师无需费力
- 增强深层肌肉组织按摩的感觉
- 牵引技术可以轻易调整以增加拉伸的感觉

缺点

- 需要练习才能将牵引技术连接到其他按摩技术中
- 需要选择性使用牵引技术，不适用所有客户
- 通常需要按摩治疗师采取一种不同的工作姿势来维持和保证正确运用好该技术

何时使用牵引

- 需要改善受限关节的活动范围时
- 缓解绷紧或缩短的肌肉或组织区域时（通常是在你需要拉伸组织局部区域时使用）
- 为需要或特别重视深层肌肉组织按摩的客户提供服务时

干式拉伸梨状肌

本章最后一部分将集中关注干式拉伸技术用于特定的肌肉。除非客户积极参加体育活动，否则他们的臀大肌不可能特别结实，特别是久坐办公的客户，该部位的肌肉松弛且无力。但是，臀小肌和臀中肌可能会缩短，梨状肌也有可能会缩短。大家通常都认为手法治疗梨状肌会出现严重的问题，因为该肌肉非常接近坐骨神经。理论上，该肌肉紧张会压迫神经，导致梨状肌综合征。若长期忽视此症状，臀部可能会发生生物力学改变，伴随肌肉不平衡。因此，很多按摩治疗师渴望学习这一技术，以拉伸这些肌肉。最好的方法是使用深层组织的干式拉伸技术。

干式拉伸梨状肌

客户俯卧位，按摩治疗师使用常规按摩技术完全预热臀部肌肉。

1. 仔细确定梨状肌的位置。对大多数客户来说，深度按压该部位时，要更加轻柔，特别当该肌肉组织处于紧绷的状态时。

2. 如需覆盖毛巾，则应重新定位肌肉。在下页图片中，已经移除毛巾以便能够轻易找到需要按压的位置——臀部正中间。

提示 隔着毛巾按摩能够更好地拉伸该肌肉组织，因为不会出现滑落的危险。

3. 倾靠在客户上，按摩治疗师使用肘部“锁定”梨状肌，其间应注意支撑自己的腰背。如果客户反映出现疼痛、刺痛或麻木，注意及时减少施力。

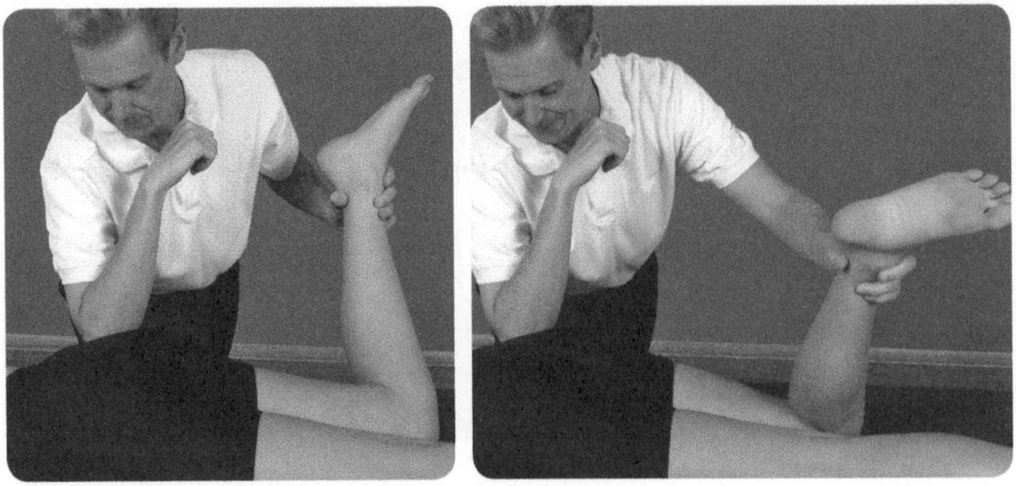

图4.3　按摩梨状肌（详细说明参见第145页）

4. 另一只手握住客户的脚踝，慢慢地来回转动髋关节，同时保持肘部施力。注意客户反映哪个地方有拉伸的感觉，并重复这些动作几分钟。

5. 移除毛巾，舒缓该区域。

6. 如有必要，请重复操作，但也应注意避免过度按摩该区域。

干式拉伸梨状肌的安全指南

首先完全预热该区域，需小心谨慎，避免过早施力。如果按压引起客户下肢疼痛、麻木或刺痛，请停止施力，这提示你压迫到了客户的坐骨神经。始终避免采用“一分疼痛一分见效”的方法。

拉伸梨状肌的优点和缺点

关于拉伸梨状肌，从下面各项中选择你赞同的表述。

优点

- 有研究报道，干式拉伸技术对于拉伸梨状肌非常有效，能够解决与梨状肌密切相关的问题
- 易于使用

缺点

- 由于梨状肌位于坐骨神经附近，使用该技术时需要格外小心

- 不是所有客户都喜欢臀部接受肘关节施力

何时使用干式方法拉伸梨状肌

- 确定该肌肉组织紧张，并且造成客户这一部位肌肉不平衡时
- 客户患有梨状肌综合征时，梨状肌挤压到坐骨神经（在这种情况下应特别小心）

涂抹按摩油拉伸

现在，让我们看看涂抹按摩油后，如何直接在皮肤上面使用拉伸技术。在本章列举的例子中，你将了解到如何结合牵引技术与活动关节，进一步提高按压的力度和感觉。首先，我们来看一下在使用按压技术时如何自然而然地带来拉伸效果。

让我们看看仰卧位治疗内收肌群的图片。

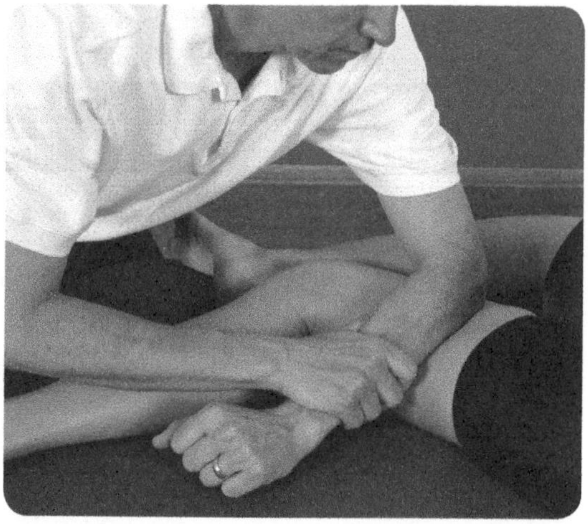

图4.4　使用前臂按摩内收肌（详细说明参见第109页）

在提供轻抚按压法时，按摩治疗师能否对接受治疗的肌肉组织施用相当大的杠杆力，即这些组织在使用手法期间得到拉伸？在这个特殊的例子中，按摩治疗师正在从膝盖至髋部推动皮肤和筋膜。通过涂抹较少量按摩油，能够拖拉更多皮肤，组织会得到更大限度的拉伸效果吗？虽然我们的目的是按压肌肉组织，但是每次操作时都会带来拉伸效果。有关类似的例子，请参见本书第6章和第7章内容（在第6章，参见第109页的“使用前臂按摩内收肌”，第126页的“使用前臂按摩股四头肌”，第136页的“使用前臂按摩小腿”，以及第142页的“使用前臂按摩腘绳肌”；在第7章，参见第154页的“使用前臂按摩肱三头肌”，以及第165页的“使用前臂按摩腕伸肌”）。

由于在这些例子中按摩治疗师使用的是前臂，因此大面积的肌肉组织和相关筋膜得到了拉伸。使用肘部按摩窄小肌肉组织也能带来拉伸效果（参见第110页的“使用肘部按摩内收肌”，第113页的“使用肘部按摩小腿内侧”，第128页的“使用肘部按摩股四头肌”，第132页的“使用肘部按摩胫骨前肌”）。窄狭剥离技术带来如此强烈效果

的原因之一是该技术同时按压和拉伸组织。

因此，如果你的目的是结合使用拉伸技术与涂抹按摩油，那么就可以简单地使用刚刚提及的按压技术，使用少量按摩油，同时按压和拉伸组织。

提示 打算在按摩过程中拉伸肌肉组织，其获得的效果完全不同于按压肌肉组织。如果你的目的是按压组织，试着问自己以下问题，我如何施更多或更少的力？采用这种方式增加更多施力，会产生什么效果？开始尝试拉伸肌肉组织时，会发现使用手法的方向是最重要的。你会注意到，向一个方向移动时会增加拉伸效果，而向另一个方向移动时会减弱效果。

参见表4.2提供的涂抹按摩油无需活动关节的拉伸技术，以及这些例子所在的位置。如果根据此表帮助你选择使用哪个部位涂抹按摩油拉伸技术，那么请先选择使用前臂，一旦没问题了，再选择使用拳头和肘部进行治疗。

表4.2　增强自然的拉伸效果的情况

	姿势		
章	四分之三卧位	仰卧位	俯卧位
5	使用前臂按摩斜方肌	—	—
6	使用前臂按摩内收肌 使用肘部按摩内收肌 使用拳头按摩内收肌 使用拳头按摩小腿内侧 使用肘部按摩小腿内侧	使用前臂按摩股四头肌 使用肘部按摩股四头肌 使用前臂按摩内收肌 使用肘部按摩胫骨前肌	使用前臂按摩小腿 使用肘部按摩小腿 使用拳头按摩小腿 使用拳头按摩小腿和背屈 使用前臂应用软组织松解 使用前臂按摩腘绳肌 使用肘部按摩腘绳肌
7	—	使用前臂按摩肱三头肌 使用拳头按摩肱三头肌 使用拳头按摩肱二头肌 使用拳头按摩腕伸肌	使用前臂按摩腕伸肌

涂抹按摩油拉伸与被动活动关节技术

为了进一步增强拉伸效果，可以活动正在被治疗的肌肉组织相关的关节。这里提供了两种方法：可以由按摩治疗师活动关节，或让客户主动活动关节。

探索拉伸与活动关节技术能够更好地为俯卧位客户治疗小腿，其优点是可以被动做拉伸动作或要求客户主动做拉伸动作。

涂抹按摩油拉伸与被动活动关节技术

以按摩小腿为例，借助按摩油拉伸与活动关节技术。遵循以下步骤，应该能够很容易将该技术应用于其他关节。

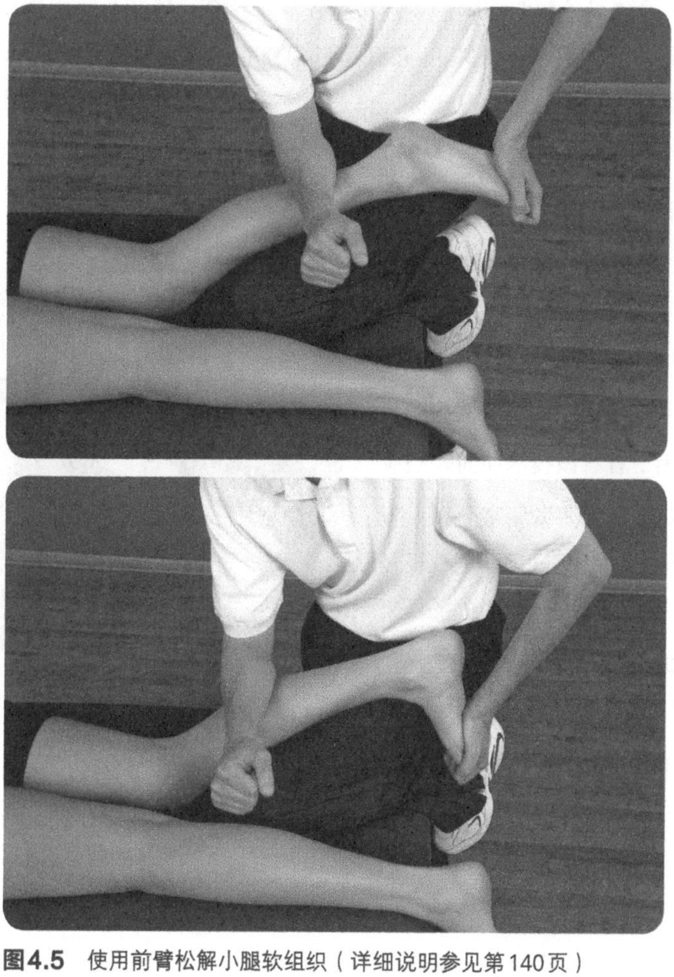

图4.5 使用前臂松解小腿软组织（详细说明参见第140页）

1. 被动缩短肌肉组织。即按摩小腿时，弯曲膝盖或踝关节跖屈，或两者同时实现。在上页照片中，按摩治疗师弯曲客户的膝盖，但客户脚踝处于中立位（即足底不过度跖曲也不过度背屈）。

2. 从肌肉组织远端开始，涂抹少量按摩油施加轻抚型按压手法，按压至近端。即从脚踝按至膝盖，避免按入膝盖后侧的腘窝。

提示 关键是在活动关节时持续采用轻抚法施力。如果被动拉伸肌肉组织，需要按摩治疗师双手灵巧，一侧前臂实施轻抚法，另一侧背屈客户踝关节。

3. 重复该手法，但这次是拉伸正在治疗的肌肉组织。即在按摩小腿时，背屈踝关节。可以被动或让客户自主活动踝关节背屈。

提示 因为客户使用了胫骨前肌，客户主动背屈脚踝会让踝跖屈肌获得更大程度的放松（如腓肠肌和比目鱼肌）。记住，肌肉组织都是成对存在的，收缩这一侧的肌肉就会使另一侧的肌肉放松。但是，重复这种主动活动的缺点是可能会导致收缩的肌肉出现疲劳（在该示例中为胫骨前肌）。

4. 重复该手法3~4次，同时背屈踝关节。

注意，由于可以使用轻抚法更加轻松地按压这些区域，对于治疗小腿中间和侧面特别有效。同时注意，不可以轻易牵引这一关节。比较前页的两张图片和右侧的图片，看看该技术如何轻松应用于前臂，进一步屈腕会非常有用。将该技术用于前臂，并被动屈腕时，轻轻地拔伸手腕牵引关节。注意，将该技术应用于手腕时，必须帮助客户摆好姿势，以便该关节可以弯曲。要实现这点，客户的手需要伸出按摩床一端。

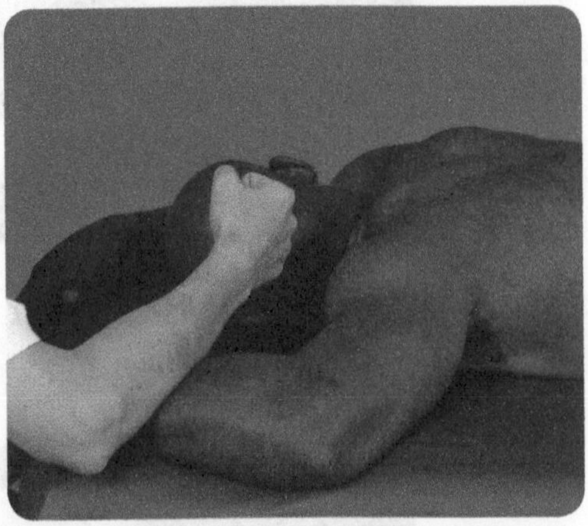

图4.6 深层组织拉伸技术（详细说明参见第165页）

涂抹按摩油拉伸结合主动活动关节技术

在某些情况下，关节活动最好由客户来完成，以便按摩治疗师更加专注于拉伸技术。例如，治疗大腿外侧髂胫束和仰卧位腘绳肌时，按摩治疗师比前面所述的示例使用更少的杠杆力，且客户感觉到按压处施力更小。另外，在这样的情况下使用拉伸技术，活动相关的关节会有一定的难度。

涂抹按摩油结合关节活动拉伸ITB

请遵循下列步骤安全拉伸ITB。

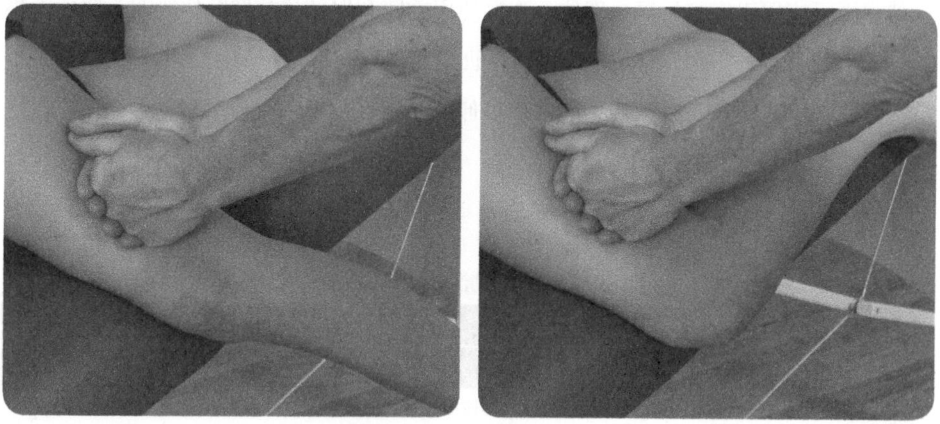

图4.7 应用软组织松解ITB（详细说明参见第117页）

1. 客户选用四分之三卧位，膝盖位于按摩床边缘。

提示 如果客户感到不适，可在膝盖下方垫一块折叠毛巾或沐浴海绵。

2. 按摩治疗师一手握空拳，另一手包绕，保持肘关节伸直，从股外侧肌（稍高于膝关节）远端开始按压。注意，不要深按压到股骨外上髁。

3. 涂抹少量按摩油，客户慢慢弯曲和伸展膝关节时，按摩治疗师使用拳头沿髂胫束慢慢向上按压。

提示 需要练习才能掌握如何站位而不被客户的脚踢到。涂抹按摩油结合关节活动技术为长腿客户拉伸ITB是一个非常棘手的问题！

4. 重复该操作3~4次。

这种拉伸方式对于缓解关节周围局部区域紧张特别有效。有研究报道，拉伸髂胫束有助于缓解髂胫束摩擦综合征的症状，膝外侧韧带紧张可能是其重要病因。主动拉伸的意义在于客户能全程控制这种拉伸的痛苦。如果客户感到拉伸力度太大，只需自己停止移动该肢体即可。或者，按摩治疗师可以采用较轻力度的拉伸，客户和按摩治疗师相互配合，逐步达到能接受的力度以达到治疗效果。主动拉伸的缺点是，并非所有客户都愿意参与这种方式的治疗，并且需要客户采用可以让关节活动的姿势。

比较刚刚描述的技术与第121页描述的技术（使用前臂按摩腘绳肌）治疗仰卧位腘绳肌的效果。注意，采用这种方式治疗腘绳肌，当前臂提供轻抚法从膝关节正后方按压至臀部时，同时要求客户伸直小腿。客户伸直小腿时，拉伸的感觉会增强。但是，该技术不可应用于客户的每个部位。观察使用前臂和肘部治疗仰卧位股四头肌的效果（第126、128页的“使用前臂按摩股四头肌”和“使用肘部按摩股四头肌”）。在这些情况下，按摩治疗师与客户均无法增强拉伸效果，因为仰卧位治疗时，客户无法自主弯曲膝盖。

表4.3中给出了涂抹按摩油拉伸结合活动关节的例子，以及所在位置。

表4.3　主动或被动活动关节的使用情况

	姿势		
章	四分之三卧位	仰卧位	俯卧位
5	—	使用拳头按摩斜方肌 使用拳头按摩胸部	—
6	应用软组织松解ITB	使用前臂按摩腘绳肌 使用拳头按摩腘绳肌	使用前臂按摩小腿 使用肘部按摩小腿 使用拳头按摩小腿 使用前臂应用软组织松解 使用前臂按摩腘绳肌 使用肘部按摩腘绳肌
7	按摩背阔肌	使用前臂按摩肱三头肌 使用拳头按摩肱二头肌	治疗肩部后侧 使用前臂按摩腕伸肌

增加牵引技术

在某些部位，你可以结合牵引技术和活动关节进一步拉伸组织。该技术要求同时完成多个动作，是本章中最高级的一种技术，实际上做起来却非常简单，应用于上肢时效果最佳。也许你已经可以本能地完成该技术。具体内容可参见第165页“使用前臂按摩腕伸肌”，查看腕伸肌的治疗情况。在这里，你将学习如何同时屈腕和深度拉伸腕伸肌，在治疗时如何轻轻地牵引手腕，一侧前臂深度按压后，用另一只手将客户的手腕拉向你的方向。

参见表4.4使用高级技术的例子情况。

表4.4　增加牵引技术的使用情况

	姿势		
章	四分之三卧位	仰卧位	俯卧位
5	拉伸背阔肌	使用拳头按摩斜方肌 使用拳头按摩胸肌	—
6	—	—	—
7	按摩背阔肌	使用前臂按摩肱三头肌 使用拳头按摩肱三头肌 使用拳头按摩肱二头肌	治疗肩部后侧 牵引盂肱关节 使用前臂按摩腕伸肌

涂抹按摩油拉伸的安全指南

避免按压多骨点，例如在治疗髂胫束时避免按压到股骨外上髁。注意，客户主动活动关节时，有助于减少被拉伸肌肉的紧张度，但是如果客户过度活动关节，会导致收缩的肌肉疲劳。不要将深层肌肉组织拉伸技术应用于伴有皮肤脆弱、关节过度柔软症或关节不稳的客户上。如果深层肌肉组织拉伸技术使关节不稳的关节活动度增加，请避免使用该技术。如果你想结合使用牵引技术和涂抹按摩油拉伸技术，请务必阅读有关该技术的安全指南。

涂抹按摩油拉伸技术的优点和缺点

关于使用涂抹按摩油拉伸技术，请从下面各项中选择你赞同的表述。

优点

- 涂抹按摩油拉伸技术适用于改善受限关节的活动范围
- 有助于拉伸特定区域的组织
- 掌握该技术后，按摩治疗师可以节省力气
- 增强客户深层肌肉组织按摩的感觉

缺点

- 客户需要采用关节可以活动的姿势
- 该技术要有选择地使用，不适合所有客户
- 该技术需要时间学习和掌握，特别是被动活动关节需要按摩治疗师双手灵巧

何时使用涂抹按摩油拉伸技术

- 需要改善受限关节的活动范围时
- 治疗紧绷或缩短的肌肉或组织区域时
- 为特别需要深层肌肉组织按摩的客户提供服务时
- 希望应用深层肌肉组织按摩，但是没有足够的杠杆力实现纯按压技术时
- 使用拉伸技术比单纯按摩更有效时

结束语

现在，你已经学会了涂抹按摩油和不使用按摩油的拉伸技术，以及这些技术如何与按压技术结合来提供深层肌肉组织按摩。在接下来的内容中，你将学习使用这些技术来为客户治疗身体的不同部位，我们将从躯干开始。

小问题

1. 使用干式拉伸时，如何增强深度按压的感觉？
2. 牵引技术不适用于哪些客户？
3. 涂抹按摩油拉伸技术同时要求客户主动活动关节的优点是什么？
4. 治疗腕伸肌时，为什么要将客户的手腕伸出按摩床一端？
5. 在哪些情况下，难以被动活动关节？

第三部分

深层组织按摩技术的应用

在这一部分，我们将介绍深层肌肉组织按摩的具体内容，共有3章，分别详细介绍躯干（第5章）、下肢（第6章）和上肢（第7章）的深层肌肉组织按摩技术。在每一章中，我们将根据客户接受治疗时的体位分类讲解，包括：四分之三卧位、仰卧位和俯卧位。很多读者以前没有接触过四分之三卧位，因此，我们先从这一体位开始讲解。这一部分的内容主要告诉你按摩技术操作的步骤（图片所呈现的顺序并非常规按摩方案的顺序）。关于如何将这些体位的深层肌肉组织按摩技术形成一套常规的按摩方案，请参见第8章。

这一部分展示按压和拉伸的技术，也适当地使用辅助工具。这里介绍的大多数技术不太可能出现在初级按摩训练课程中，除非课程后期包含高级学习模块。这些深层肌肉组织按摩方法都是安全有效的，要反复练习这些技术。众所周知，每个客户有不同的偏好，如果有机会自己接受3种体位的治疗，会让你更加了解每个体位治疗的感受，这对你会很有帮助。回答每章结尾处的问题有助于巩固所学的知识，并让你将新学到的技术融入平时的按摩治疗方案中。

关于四分之三卧位的说明

该体位与急救时的复苏体位相似。复苏体位是人从侧卧位翻至腹部几乎朝下，位于上方的腿在髋关节和膝关节处微屈。你会发现采用复苏体位为客户进行治疗时，有一些肌肉你根本无法像采用四分之三卧位那样能有效地借用到杠杆力。为客户使用四分之三卧位技术时，可以先让客户侧躺。接着帮助他们调整脖子和四肢的位置，便于施用按摩技术。大多数客户能很快适应这种体位，当告诉他体位时能迅速摆出来。还有一种方法，你也可以让客户侧躺，但缺点是按摩时会感到肌肉紧张，因为这种姿势下，这些肌肉组织要收缩保持髂嵴和大转子不动。

第5章

躯干深层组织按摩技术

在这一章中，将通过30幅图片和详细说明，告诉你如何将深层肌肉组织按摩技术应用于躯干的主要肌肉群，包括斜方肌、肩胛提肌、菱形肌、竖脊肌、胸肌、腰方肌和背阔肌等（参见表5.1）。我们会根据所采用的姿势来分别介绍：四分之三卧位、仰卧位和俯卧位。本章还包括一些提示，可以帮助你更快地掌握这些技术。

表5.1　本章中包含的应用深层组织按摩技术的目标肌肉

	体位			
肌肉	四分之三卧位	仰卧位	俯卧位	坐位
斜方肌上束	√	√	√	√
斜方肌中/下束	—	使用球	√	—
肩胛提肌	√	使用球	√	√
菱形肌		使用球	√	—
背阔肌	√	—	—	—
腰方肌	√	—	—	—
竖脊肌	√		√	√
胸肌	—	√	—	—
枕骨区域肌肉	—	√	√	—

我们从四分之三卧位开始介绍，大家以前可能没使用过这种体位。需要注意的是，在对躯干施用各种按摩技术时，客户接受治疗的一侧要位于上方，并朝向按摩治

疗师。但也并非完全如此，例如，与采用四分之三卧位进行按摩的技术相比，在采用四分之三卧位对内收肌进行按摩（第109页）时，则是靠近治疗床的一侧为实操侧。

使用前臂按摩斜方肌上束

步骤1：帮助客户摆好姿势，以便按压颈部和斜方肌上束肌纤维。按摩治疗师需要坐着或跪着，以减少脊柱弯曲、不受支撑的时间。

提示 很多客户喜欢在头部下方得到某种形式的支撑，如放置枕头或折叠毛巾。不管采用何种方式，尽可能保持颈部处于中立位或略侧向另一侧。颈部略侧向另一侧意味着你正在伸展肌纤维，而不是缩短，这样按摩效果更佳。

步骤2：按摩治疗师前臂涂抹按摩油，手腕保持放松，使用前臂轻轻地从枕骨推至颈部，滑过肩膀。推至斜方肌上束肌腹时，施加更大的压力；而推至多骨区域时，如颈椎的横突和棘突、肩峰和肩胛冈，施加温和的压力。反复推摩几次。

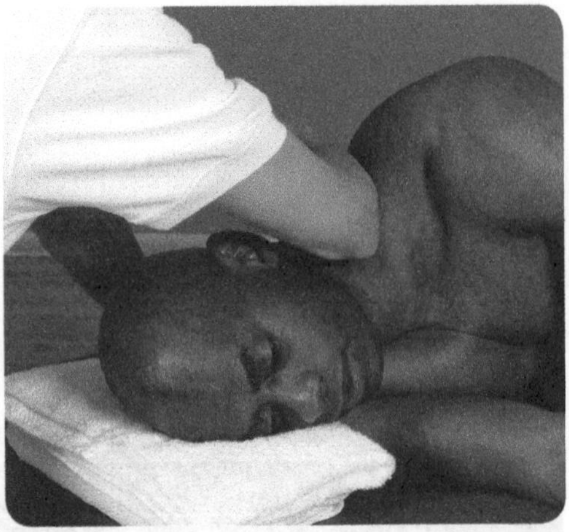

提示 垂直按压肌肉。如果按摩治疗师感觉别扭，可调整自己的身体姿势，重新再试。

优点

这是按压斜方肌上束肌纤维的一种好方法，对颈部较短的客户特别实用。

- 这个体位便于连接使用下一节的技术，紧接着治疗肩胛提肌和三角肌
- 可使用“干式”技术（隔着衣服，不使用按摩油），即采用同样的姿势仅使用按压技术

缺点

按摩治疗师使用该技术时必须坐着或跪着。

使用肘部按摩肩胛提肌

步骤1：像治疗斜方肌上束纤维一样，帮助客户摆好姿势，尽可能稍微拉长这些肌纤维。

步骤2：肘部顶至肩胛骨上角，确定肩胛提肌的位置。略微避开骨头一点，肘部用力按压，但不宜过猛。这一姿势下可以轻松按压该肌肉组织，注意不可太快或太深。同样，垂直按压需要治疗的组织，练习不同姿势（坐姿或跪姿）下的施力方法。

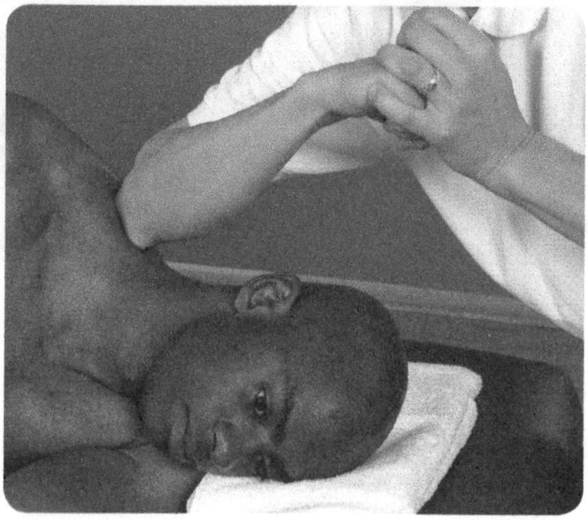

提示 对于需要深度肌肉组织按压的客户，只需扶住其手部，身体轻轻地向按压点倾靠即可。

优点

- 这是按压肩胛提肌的一种非常有效的方法

缺点

- 这种姿势易于按压肩胛提肌（很多客户会感到这块肌肉紧张），对于一些客户来说，该技术可能太猛
- 按摩治疗师必须坐着或跪着使用这种技术

拉伸背阔肌

步骤1： 按摩治疗师手掌涂抹少量按摩油，缓慢外展客户的上臂。

步骤2： 从腋下开始，持久且稳定施力，轻轻地向下推至背阔肌，按压肋骨时须小心。尽可能一直推至髂嵴。

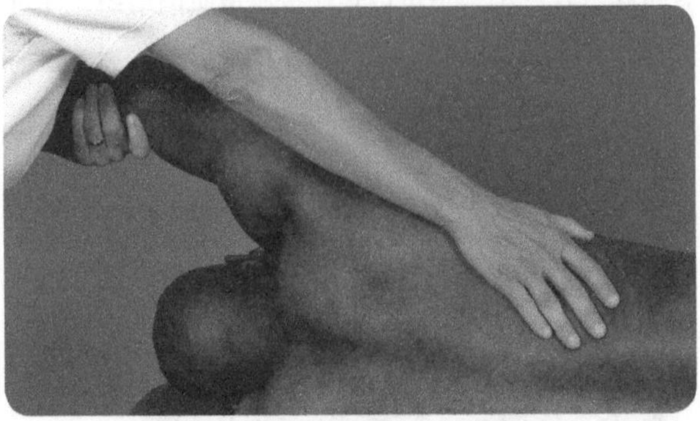

治疗经验

我曾经经常为一位客户拉伸背阔肌，并结合使用大、小圆肌技术（参见第7章）。他因为脚踝骨折，不得不拄拐杖，因而导致肱骨内收肌肉非常紧张。客户的病症在这一姿势的拉伸中获得了很大限度的减轻。由于这位客户在俯卧位或仰卧位接受治疗时的压力会作用于脚踝，使得他无法在这两种体位下进行治疗，因而，他所有的治疗都是在四分之三卧位下进行的。

优点

- 该技术有助于同时按压和拉伸背阔肌，对于运动中经常使用该肌肉的客户（如攀岩爱好者或划船爱好者），以及需要肱骨内收的拄拐客户来说，具有潜在的益处
- 该技术稍微结合其他一些按摩技术，可以同时治疗肱三头肌，从这里开始，沿着肱三头肌按压至腋窝背侧和背阔肌

缺点

- 对裹着毛巾的女性客户来说，使用这种技术较为困难，因为该技术最好直接作用于皮肤，最好让客户不穿着内衣
- 使用该技术为手臂较重的客户治疗时会很费劲；给个子较高的客户治疗时，无法一直推至髂嵴

前臂扫法

步骤1：采用四分之三卧位时，让客户将位于上方的手臂置于头上，便于对其胸部和腰部区域进行按摩。

步骤2：双肘并拢贴紧，从客户的腰部开始，前臂轻轻向两侧扫，一侧前臂滑过肋骨，另一侧滑至髂嵴。在这个体位下，该技术可以稍加变化，按摩治疗师的身体向客户方向倾靠，按压较小区域便可拉伸和按压腰方肌。始终注意避免深压第12肋骨和肾脏区域。

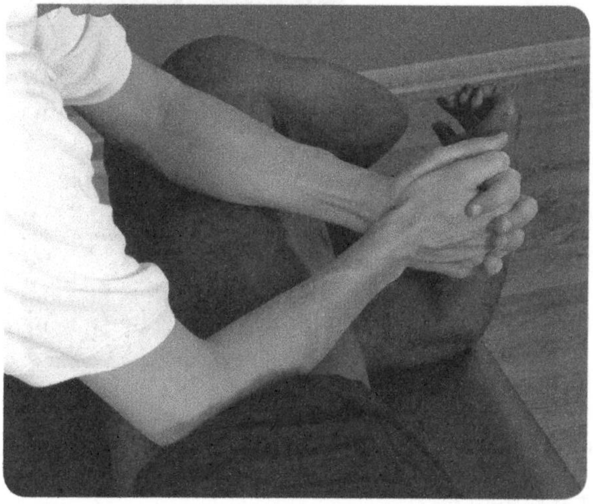

优点

- 该技术有助于按摩躯干后，紧接着进行四分之三卧位下肩部或臀部的治疗
- 有些客户喜欢该姿势下“被打开”的感觉，这有助于拉伸腰方肌，以及肋骨最上方和腋窝周围的肌肉组织

缺点

- 有些客户不喜欢按摩治疗师用前臂按压他们肋骨的感觉
- 该技术最好直接按压在客户的皮肤上，因此要求客户不穿着内衣，用毛巾盖住女性客户身体时，使用该技术比较困难。

使用前臂按摩腰方肌

步骤1：在四分之三卧位时，同前面所使用的技术一样，将客户上臂置于头部上方。

步骤2：仅用一侧前臂，轻轻地按入腰部区域的肌肉组织，向下扫至髂嵴。经过肋骨和肾脏区域时须轻压，在接近髂嵴时采用较深的力度，划过髂嵴时减轻力度。

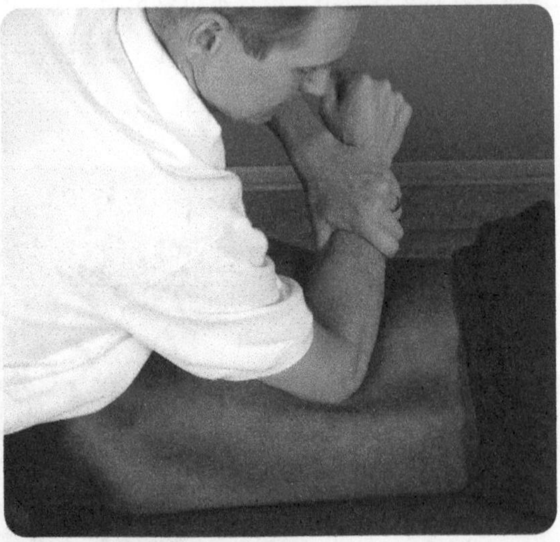

提示 为了更好地按压该区域，可以在客户腰部下方垫一小块折叠毛巾或小直径枕垫，使其脊柱稍微侧弯。

优点

- 该手法能够有效缓解腰方肌紧张和腰部伸肌慢性紧张
- 客户可通过改变上臂的位置来自主地改变拉伸程度，当手臂举至头部时，可感受到最大限度的拉伸
- 该手法易于与下一个更深层的按摩手法相结合

缺点

- 使用该手法时，按摩治疗师需要自己控制好重心，可以靠在按摩床上来操作

使用肘部按摩腰方肌

步骤1：和前面两种手法一样，将客户手臂置于其头部上方或身体前方，如下图所示。

步骤2：使用肘部用力按压客户的腰部区域，但不要用力过猛。将施力集中在腰方肌下内侧，避免按压到其肋骨和肾脏区域。

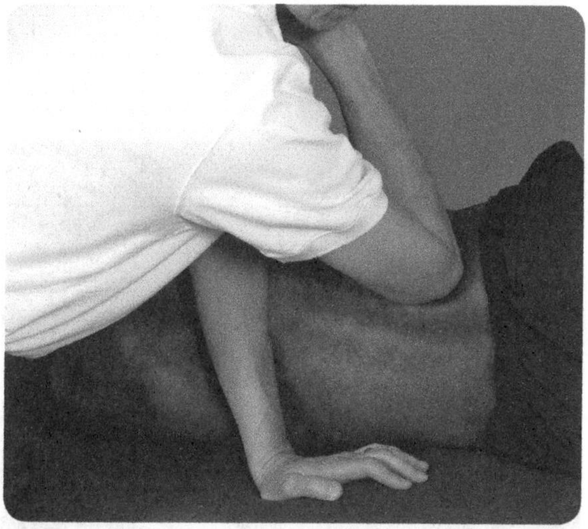

优点

- 这是缓解腰部伸肌慢性紧张的一种十分有效的手法

缺点

- 因为腰方肌是位于身体非常深层的一块肌肉，且面积较小，所以需要一定的时间来确定腰方肌的扳机点

提示 想象腰方肌就是一片草坪，你需要在这片草坪上面找出一个或两个隐藏的鼹鼠洞。不要随意去按压肌肉组织，而是要像老式割草机一样上下左右来回移动修剪草坪，使用肘部轻轻施力。你很快便会发现，客户有感觉的区域就是用力按压效果最佳的地方。

在这一节里，我们将更加深入地介绍一些大家熟知手法的技巧，以及如何使用辅助工具。

使用拳头按摩斜方肌

步骤1： 采用正常仰卧位，按压斜方肌上束。

步骤2： 客户的头部不需要保持中立位，要缓慢地转向另一侧，按摩治疗师使用拳头从颅骨底部按摩至肩膀。按摩治疗师的另一只手放于客户头上并保证其固定，这会让客户感觉到斜方肌上束的肌纤维被轻微拉伸，并会让被按摩的感受更强烈。

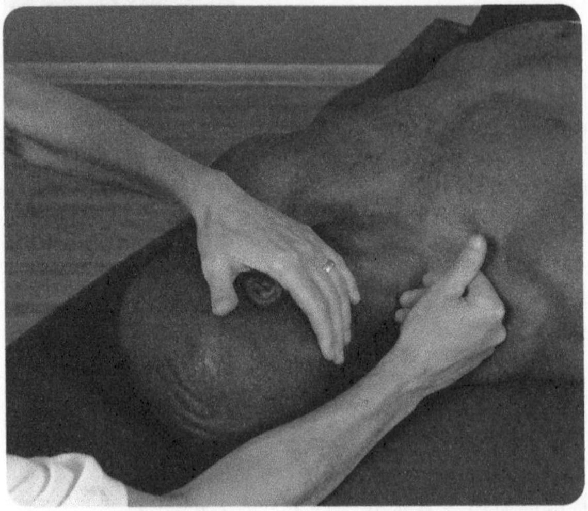

优点

- 该手法可轻松地安排到常规按摩方案中用于按摩斜方肌上束

使用工具按摩斜方肌

步骤1：先要完全预热该区域，确定斜方肌上束的扳机点，小心地将按摩工具置于该处。

步骤2：使用工具，用力施压但不宜过猛，询问客户有何反应。按压该位置约30秒，然后慢慢减轻施力，舒缓该区域。

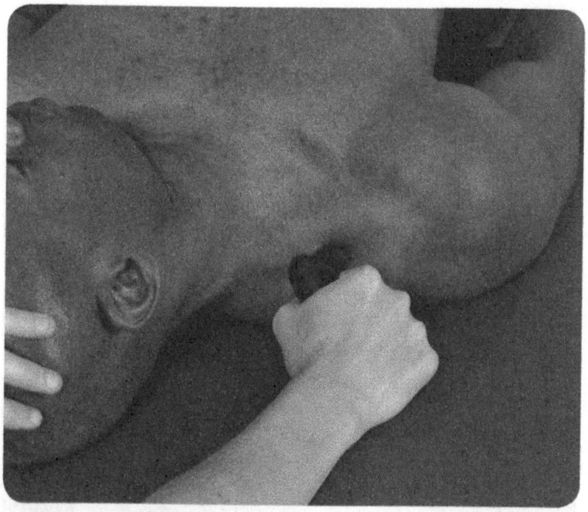

提示 在使用工具持续施力的同时，轻拍客户的另一侧肩膀，这样有助于分散不喜欢深层按压客户的注意力。

优点

- 该方法可以让按摩治疗师减少使用拇指。大多数客户感觉不到按摩工具和按摩治疗师拇指按摩间的差异

缺点

- 如果以前没有使用过按摩工具，需要花费时间加以练习

使用网球

步骤1：使用网球有助于客户确定斜方肌、菱形肌和肩胛提肌的扳机点，这些扳机点多位于肌肉丰富的部位。

步骤2：确定扳机点后，将网球置于该处，让客户在这种姿势下静态压着网球不超过45秒。客户会感受到按摩治疗师通常所说的“舒服的疼痛”的感觉。取出网球，并寻找下一个扳机点。

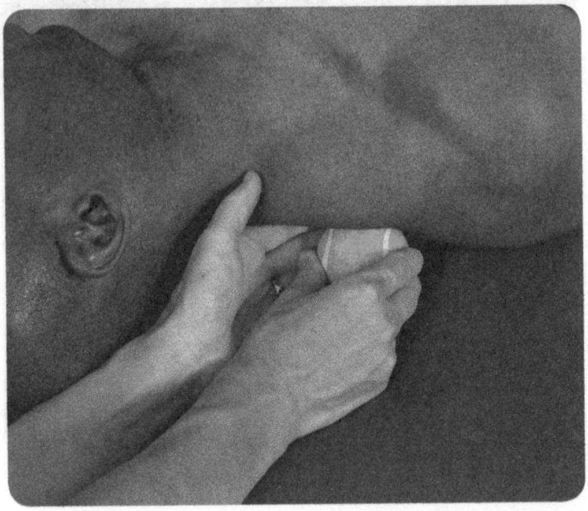

优点

- 该方法可以帮助客户自己治疗扳机点

缺点

- 由于客户自身体重全集中于网球上，集中按压特定的位置，需要注意网球不要停留在多骨结构（如脊椎或肩胛骨）上

拉伸胸肌

步骤1：这种简单的拉伸技术通常用在仰卧位开始治疗的时候。可在客户身体下方沿着胸椎方向放置毛巾或长枕，可增强拉伸的效果，并且可以作为常规深层肌肉组织按摩方案的组成部分。注意：客户头部也要有支撑。

步骤2：将毛巾或长枕置于适当的位置，按摩治疗师身体缓慢前倾，重心压在客户的肩膀上，把肩磅向按摩床方向按压，拉伸胸肌。

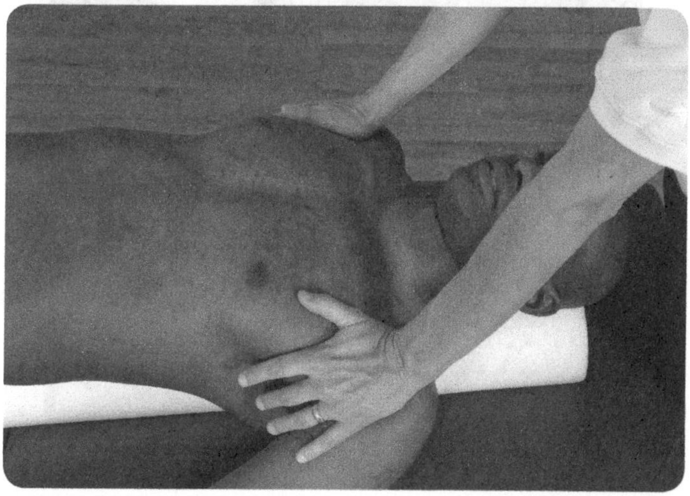

治疗经验

这种仰卧位拉伸胸肌的方法对于长时间坐在计算机前工作的女性客户非常有效。每次按摩时，我将双手置于客户的双肩，轻轻拉伸缩短和紧张的胸肌。

优点

- 该拉伸技术对驼背的客户极其有效，可帮助其拉伸缩短的胸肌

提示 如果按压客户肩部前侧让其感到不适，请尝试隔着沐浴海绵按压。

使用指腹按摩胸肌

步骤1：仅使用指腹，确定肩胛骨的喙突位置。

步骤2：反复滑动手指，从胸骨滑至喙突，不要按压肋骨。该区域只需较轻的施力，如果必要，可双手叠加，增加手部施力。

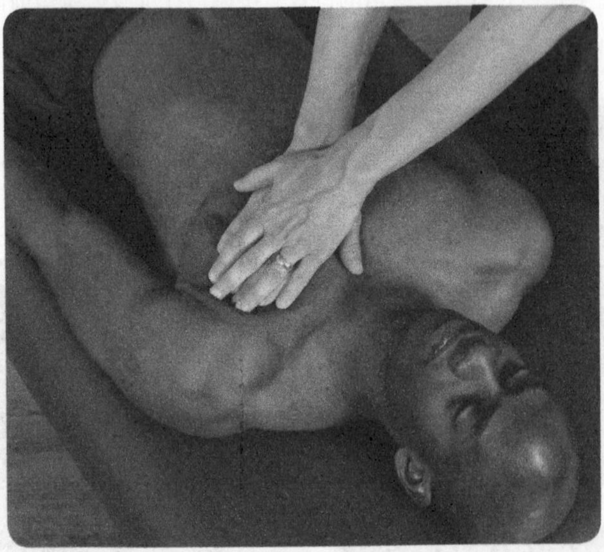

优点

- 这是缓解胸大肌紧张的一种很好的替代手法

缺点

- 这种手法可能不适用于女性客户，特别是对于那些乳房较大的女性，会影响按摩效果
- 对于驼背的客户，以及胸小肌、肱二头肌和喙肱肌感到紧张的客户，通常会感觉到喙突周围非常酸疼，因为按摩过程中会触及这些肌肉组织

使用拳头按摩胸肌

步骤1：按摩治疗师的肩关节前屈，握住客户的手臂，帮助其抬离按摩床。

步骤2：涂抹按摩油并用拳头轻轻地从客户的胸大肌肱骨止点处滑至其胸骨。显然，对于男性客户，治疗面积会更大。注意，如果在使用该手法时将客户手臂降低至按摩床，外展时延长了胸大肌的肌纤维，施力的效果会加强。

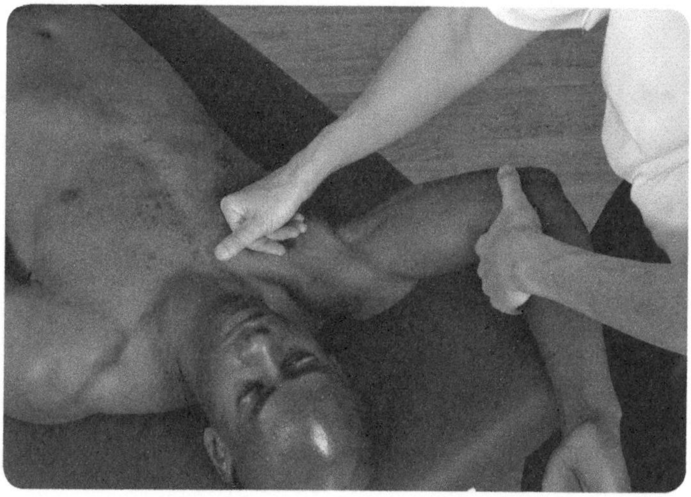

优点

- 涂抹按摩油后，采用这种方法同时按压和拉伸胸大肌会非常有效

缺点

- 该手法用于手臂较重的客户时会特别累
- 该手法不适用于女性客户，特别是胸部较大的女性

使用指腹按摩枕骨区域

步骤1：按摩治疗师采取坐姿，手上涂抹或不使用按摩油，托起客户的头部，沿颈部后侧向上滑，直到颅骨底部的枕骨处停止。

步骤2：轻轻弯曲手指，并施力牵引。让客户在这个姿势放松头部。双手中的一侧对头部施加更大的牵引力，使客户的头部缓缓地倾向另一只手的指腹上。

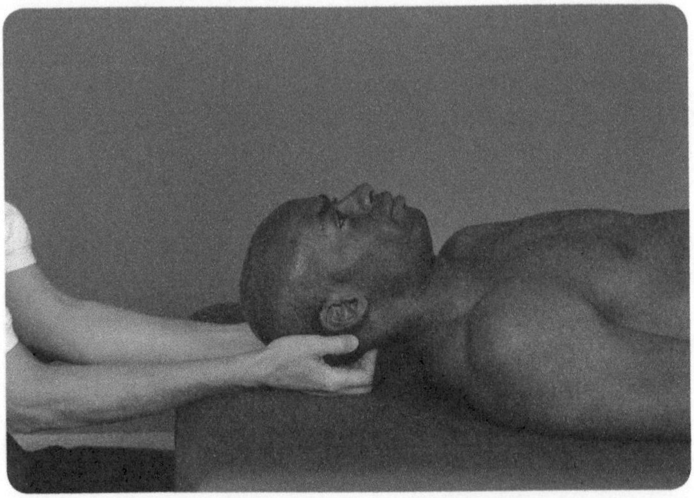

优点

- 斜方肌在枕骨上的起点处通常是客户感到酸痛的区域。轻柔按压和牵引该组织可以缓解这种不适

缺点

- 为体型较大、头部较重的客户反复使用该手法会引起按摩治疗师的指屈肌疼痛

使用指腹按摩颈肌

步骤1：客户采用仰卧位，头转向一侧，并微屈，露出要治疗的一侧。

步骤2：沿着颈部伸肌的方向，用指腹轻柔按压，并询问客户的反应。确定肌肉组织紧张的区域，采用短而深的手法反复按压该区域，或者按摩治疗师的手指轻轻地压入该区域，并让客户慢慢地将头转向你。让客户保持这一姿势约30秒，接着减轻施力，舒缓该区域。

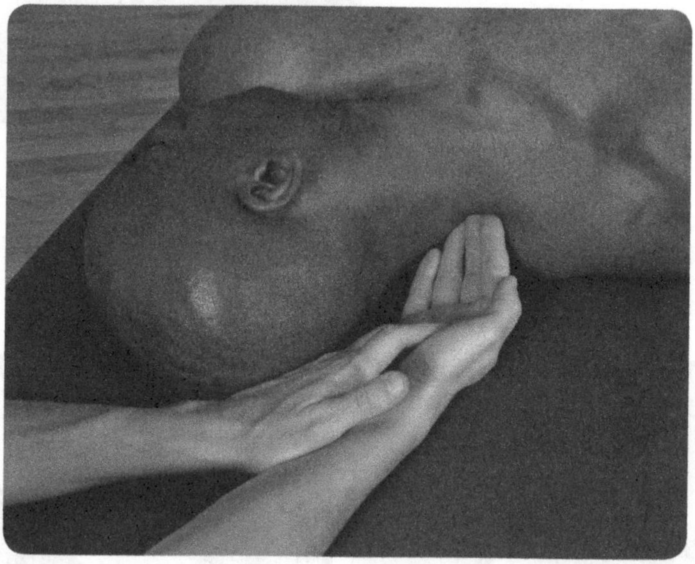

优点

- 这是仰卧位按压颈部伸肌的一种有效的方法

缺点

- 该手法会让按摩治疗师感到不适，应当慎重选择，避免按摩治疗师手指过度疲劳

轻柔按压肋骨下方

步骤1：确定肋骨轮廓位置（如图所示），并告知客户会在他呼气时轻柔按压该处。注意，按摩治疗师的拇指只用于确定该姿势下肋骨的位置，并不施力。

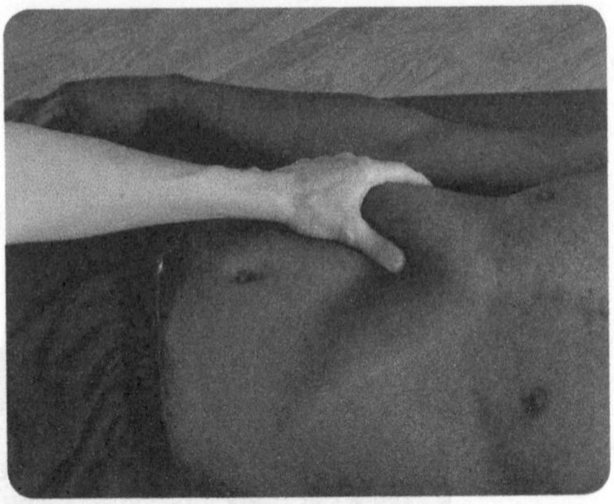

步骤2：让客户吸气，当呼气时，按摩治疗师用另一只手辅助拇指轻轻按压，或用双手握成杯状轻轻抠压，向上向内按压至膈肌。按压的关键是，施力来自另一只手，而不是拇指，因为在该姿势下拇指直接施力容易损伤按摩治疗师的指关节。

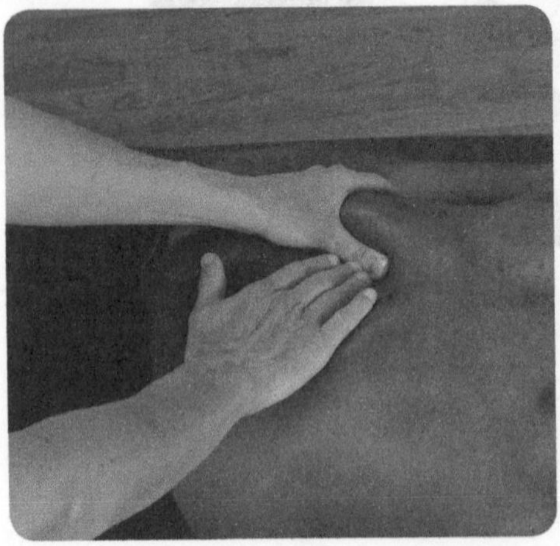

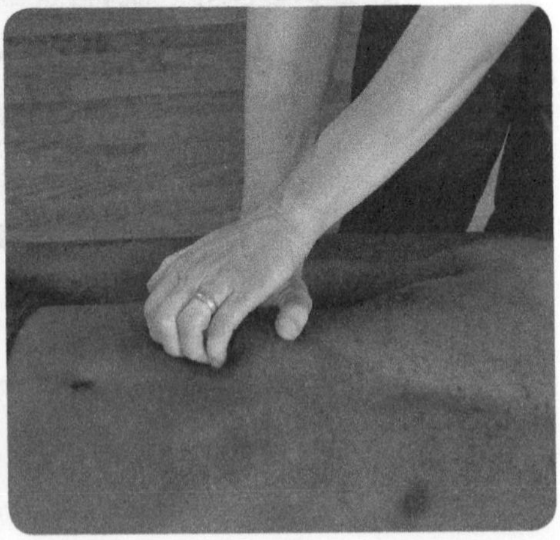

优点

- 该手法可以降低一些客户膈肌和腹肌的紧张度

缺点

- 有些客户可能会觉得该手法太有侵入感

何时使用该方法

- 这些俯卧位深层肌肉组织按摩手法易于在常规的全身按摩方案中使用

横向拉伸至竖脊肌

步骤1：在涂抹按摩油之前，请尝试采用这种温和的手法横向拉伸竖脊肌。确定脊柱位置，并将手掌置于客户离你较远的一侧竖脊肌上。

步骤2：掌根钩住组织，用力向脊柱外侧按压。从胸部上段向下按至腰部区域，来回按压几次。要同时按压和拉伸组织，然后移至按摩床另一侧按压对侧的竖脊肌。注意观察客户是否有特别受限的区域，或者感觉客户身体的一侧比另一侧更紧。

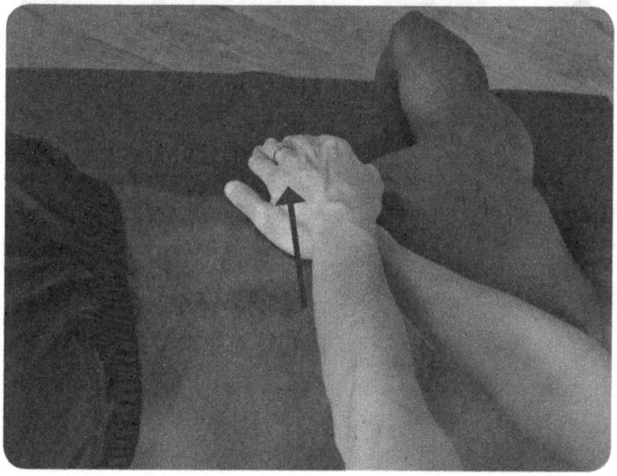

提示 涂抹少量按摩油，隔着面巾或毛巾使用该手法，可以得到更好的抓握力。

优点

- 该手法可以放松软组织，也可用于干式治疗（不使用按摩油）
- 该手法是常用的背部纵向按摩手法的一种很好的替代方法

拉伸斜方肌

步骤1：涂抹少量按摩油，手部握成杯状，按压客户离自己身体较远一侧的斜方肌上束肌纤维，另一只手辅助加压施力。

步骤2：按摩治疗师重心后倾，用手将这些肌肉组织向后拖拽。

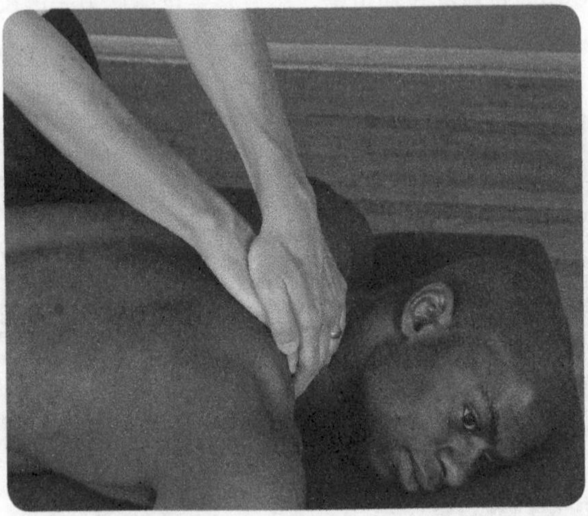

优点

- 该手法可横向按压斜方肌上束肌纤维，是揉捏法的一种辅助手法

使用前臂按摩腰部区域

步骤1：确定脊柱的位置，轻轻地将前臂置于客户的竖脊肌上。

步骤2：重心向客户倾靠，慢慢地从腰部滑至胸段，滑过肋骨时，注意减轻施力。

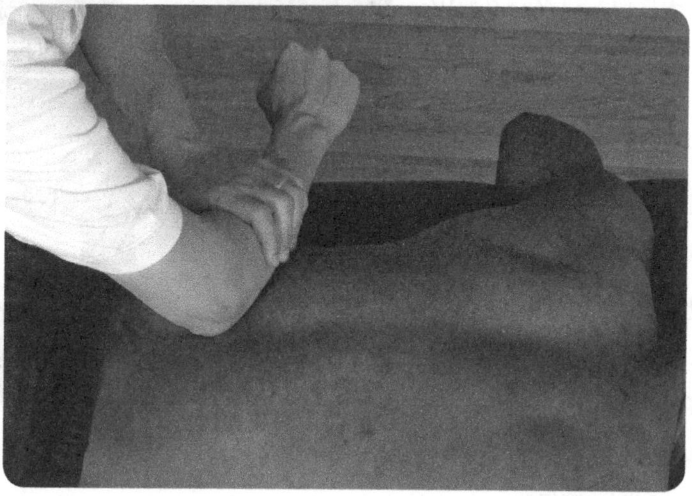

优点

- 该技术是深压竖脊肌群的一种深层按压且安全的方法

缺点

- 应用该技术时，要避免肘部按压到客户的脊椎

使用前臂按摩斜方肌

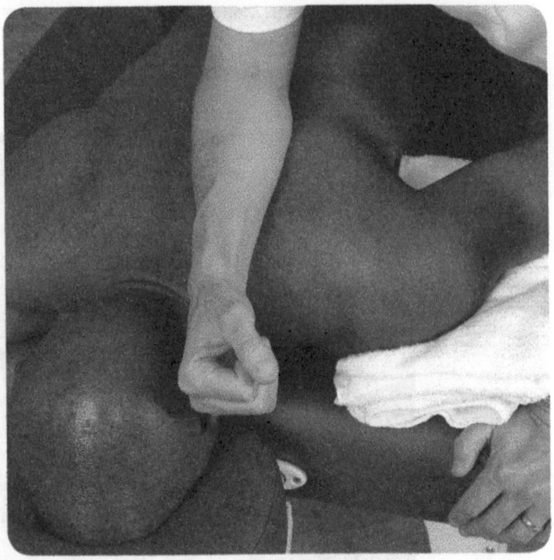

步骤1： 确定肩胛骨内侧缘和脊柱的位置。该技术可让按摩治疗师能够深压菱形肌，以及斜方肌中束肌纤维。

步骤2： 重心向前倾靠至客户肌肉组织丰富的部位进行按压。如果需要，可以涂抹按摩油，滑动前臂按压这些肌肉组织，并保持按压的力度。在需要深压的区域，按摩治疗师可以小心慢慢地弯曲肘部，避免压到客户肋骨或其他多骨结构。随着不断地练习，按摩治疗师将学会如何安全地在肩胛骨和脊柱间滑动，经斜方肌上束肌纤维，按压到肩胛提肌。

提示 将折叠毛巾（如图所示）或枕垫置于客户肩膀和手臂下方，使斜方肌上束和菱形肌处于被动缩短的状态，这样更加方便按压。练习在支撑或不支撑客户肩部的情况下使用这种技术，其效果会有所不同。

治疗经验

为一名女性室内攀岩爱好者提供服务时，我采用肩膀支撑的方法。她在健身房锻炼发展菱形肌的力量，而我用该姿势对其进行治疗让她十分受益。

优点

- 这是一种按压菱形肌和斜方肌上束肌纤维的上佳方法
- 采用肩部支撑方法可更加容易按压到肩胛提肌和小菱形肌

缺点

- 胸肌或三角肌前束肌纤维特别紧绷的客户，在垫着毛巾时可能会感觉不舒服

使用前臂按摩斜方肌（手臂外展）

步骤1：可以使用该技术替代前面的操作。按摩治疗师坐在客户身体一侧，将客户手臂放在自己的大腿上，如图所示。这与使用毛巾相似，可被动缩短客户斜方肌上束肌纤维。

步骤2：按摩治疗师的重心向客户肌肉丰富的部位倾靠，同时应注意避免按压到客户的脊椎和肩胛骨。在涂抹按摩油的肌纤维上滑动，或者仅凭借转移重心，通过倾靠身体按压肌肉组织。

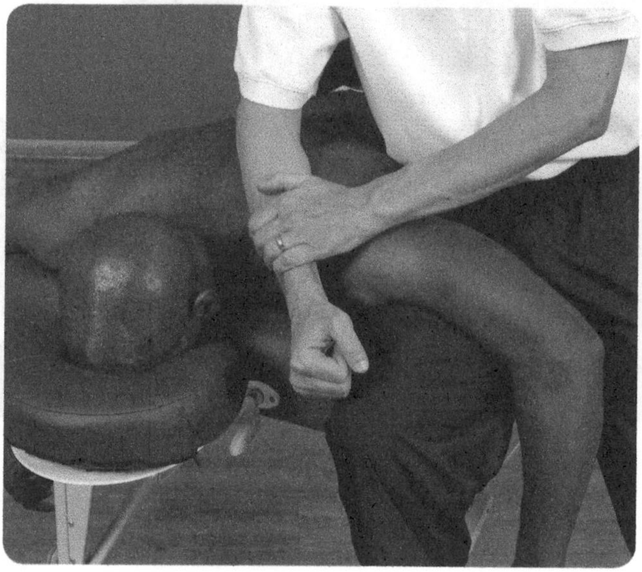

优点

- 该技术便于与同一姿势下按摩肱三头肌的手法连接使用
- 该姿势有助于通过被动的方式改善客户肩关节的活动度
- 被动缩短斜方肌上束肌纤维便于按摩治疗师按压深层的肌肉，如肩胛提肌和菱形肌

缺点

- 有些按摩治疗师会觉得将客户手臂放在自己的大腿上不太合适

使用肘部按摩斜方肌

步骤1：为了获得一种完全不同的感觉，尝试用前臂自上而下施力，以确定脊椎和肩胛骨内侧缘位置，肘部做好施力准备。

步骤2：再次确定按压到的是肌肉组织，而非骨头，慢慢倾靠身体用力按入组织。注意：另一只手要撑在治疗床上，避免按摩治疗师的脊柱在弯曲位不受任何支撑。

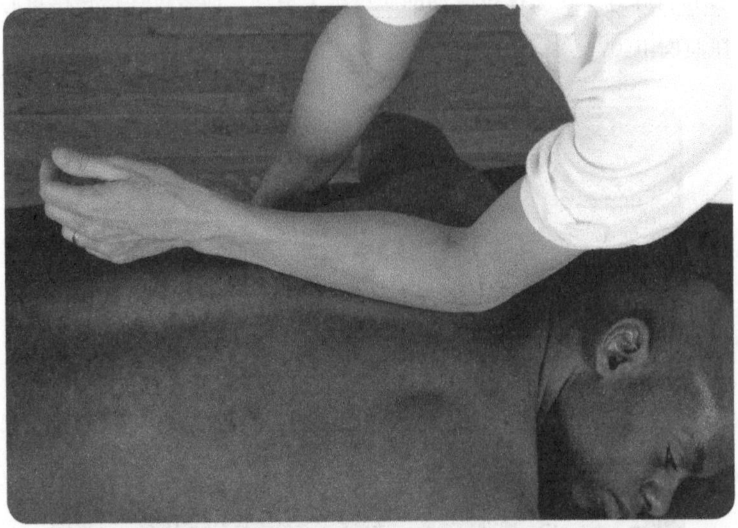

提示 用肘部以相对较小的弯曲角度开始按摩。需要注意的是，当按摩治疗师稍稍弯曲肘部改变一点角度时，客户感受到的按压力则会大幅度增加。

优点

- 该技术是按压肩胛提肌的一种很好的方法

缺点

- 按摩治疗师在该姿势下可以获得非常大的杠杆力，但操作时须谨慎

指腹按压颈肌

步骤1：轻轻按压颅骨基底部的枕骨，使客户颈部后侧的肌肉组织被轻轻地牵拉。

步骤2：两个手指叠加用力，轻轻地按压客户的颈伸肌。

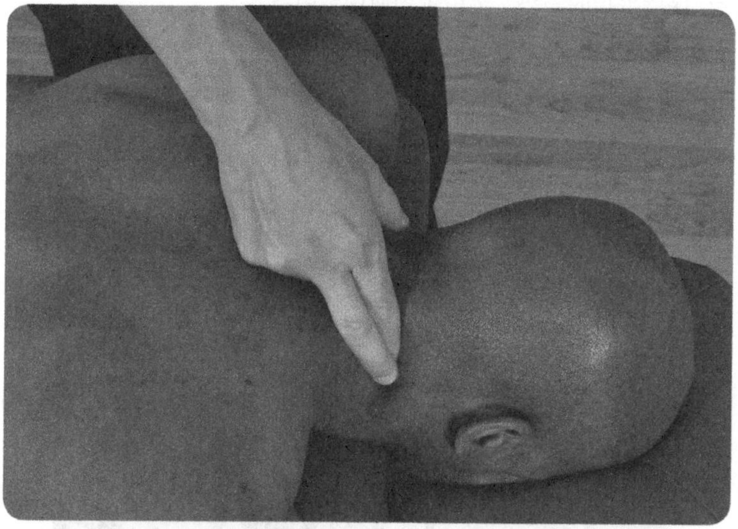

优点

- 该手法有轻轻牵拉的作用，对脊柱前凸的客户特别有益

缺点

- 过度按压颈椎上的肌肉组织会有瘀伤的风险

指腹按压枕骨区域

步骤1：为掌握好该手法，可先练习指腹钩抓枕骨、指腹按入客户斜方肌或颈部众多的小肌肉。

步骤2：保持手指的姿势，柔中带劲使用牵引技术。

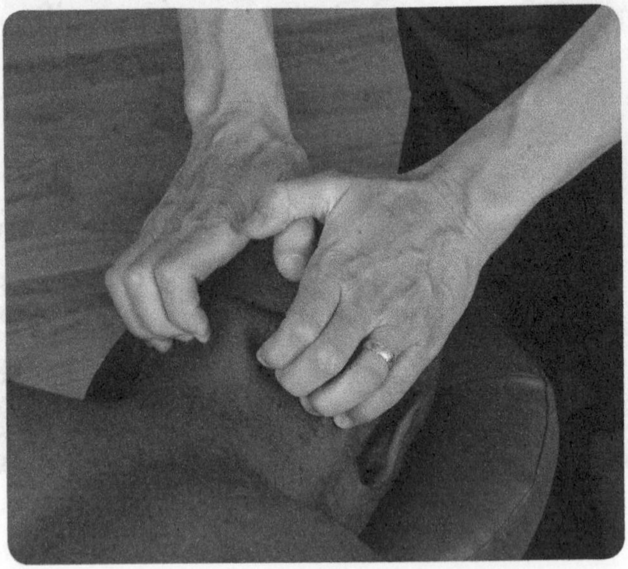

优点

- 在其他手法的基础上，该手法可以进一步拉伸颈伸肌

缺点

- 该手法无法为一些客户提供足够深层的按压力度

有些客户在俯卧位接受按压时会感到不舒服，因而，采用坐位进行治疗非常实用。例如，有髌骨疼痛的客户要按摩背部，但是面朝下又会感到不舒服，此时最好的方法是让客户跨坐在椅子上，身体向前倾靠，胸部靠着枕头，双脚平放于地面。

使用前臂为采用坐位的客户提供治疗

步骤1： 客户舒适地跨坐着，身体可以向前靠在椅背上，按摩治疗师使用前臂按摩斜方肌上束。

步骤2： 身体向客户倾靠，按压该区域的肌肉组织。按压时，集中按压客户最想放松的区域。

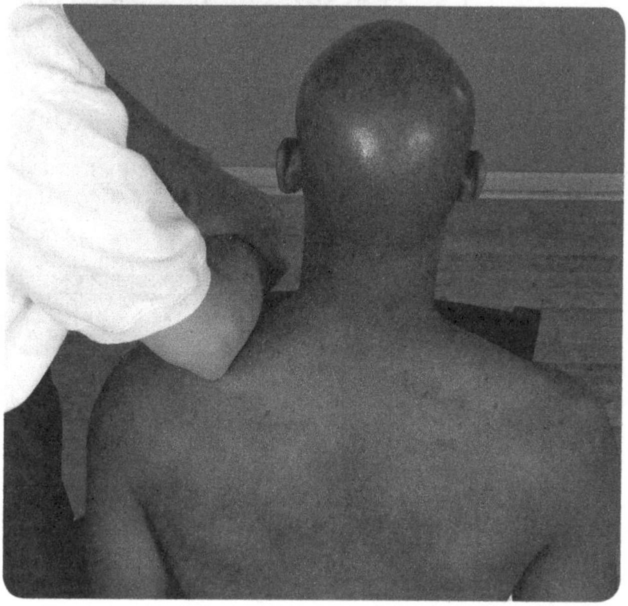

优点

- 该技术可用于按压斜方肌上束肌纤维，按摩治疗师可以借助自身体重获得杠杆力
- 按摩治疗师可以隔着衣服使用这种“仅需站立”的按压技术

使用肘部为采用坐位的客户提供治疗

步骤1：使用肘部可以更深地按压客户的肌肉组织。肘部先置于客户肩部肌肉丰富的位置，或者从肩胛提肌开始，注意不要按入肩胛骨上角，即肩胛提肌的止点。

步骤2：轻轻向客户倾靠，直至达到所需的按压力度。

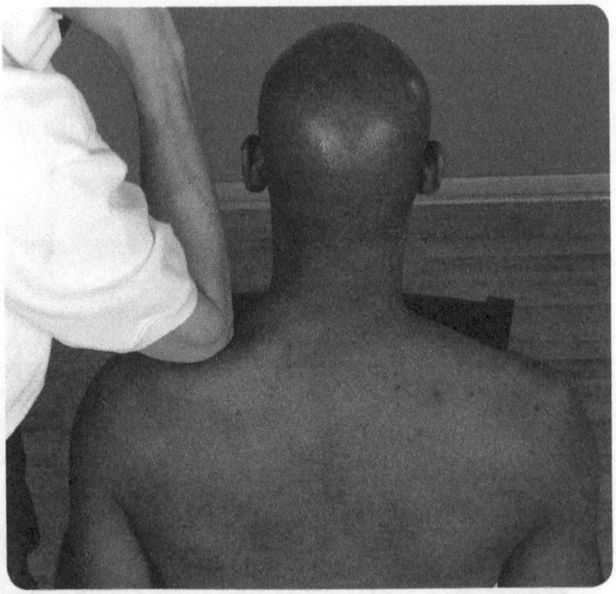

优点

- 该技术可以更加有针对性地按压肩部的肌肉组织
- 该技术非常适用于渴望在该区域接受深度按压，以及无法采用仰卧位或俯卧位技术按压的客户

缺点

- 按摩治疗师可以在该姿势下获得非常大的杠杆力，因此使用该技术时需谨慎
- 并非所有客户都能忍受这种强烈的按压

为采用坐位的客户治疗竖脊肌

步骤1：尝试为竖脊肌长期紧张的客户进行治疗。让客户坐在凳子上，胸部和手臂靠在按摩床上。可以垫上枕头，增加客户的舒适度。

步骤2：确定脊柱的位置，使用前臂或拳头按压竖脊肌组织，滑动按摩时，可涂抹少许按摩油。

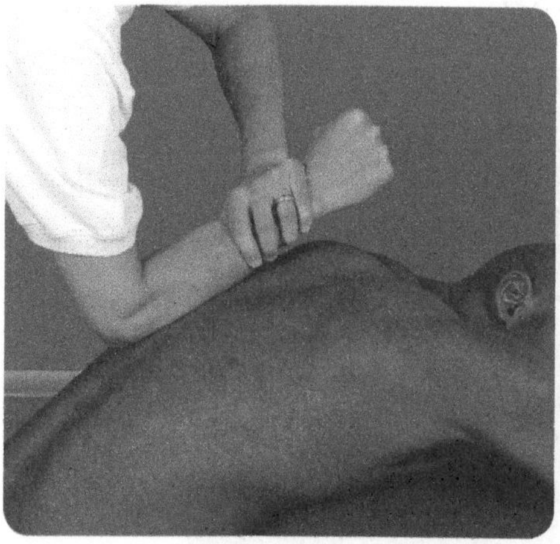

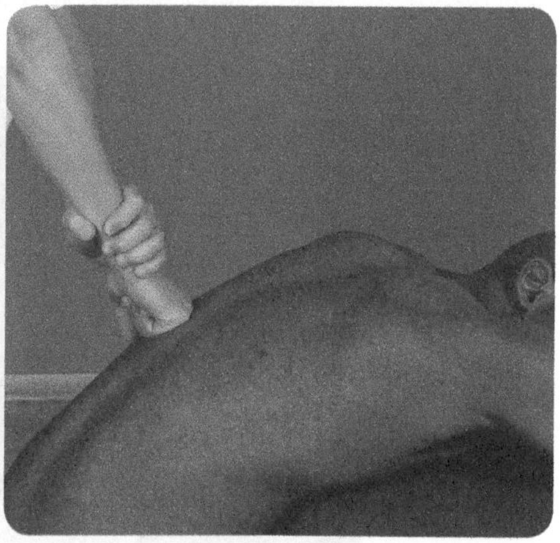

优点

- 该技术是俯卧位治疗竖脊肌的替代方法

缺点

- 有些客户对于采用该姿势可能会感到不适
- 采用该方法只能治疗竖脊肌的一小段区域

屈髋治疗客户的腰部区域

步骤1：这是按压和拉伸脊柱伸肌的一种十分强大的方法。帮助客户摆好姿势，让他趴在按摩床一端。将枕头或枕垫置于客户胸部下方，以提供支撑和增加舒适度，客户双腿跪于板凳上。

步骤2：按摩治疗师身体向前倾靠，前臂压入组织，从腰部区域向上按压，轻轻滑过这些组织。避免深压客户的肋骨和肾脏区域。

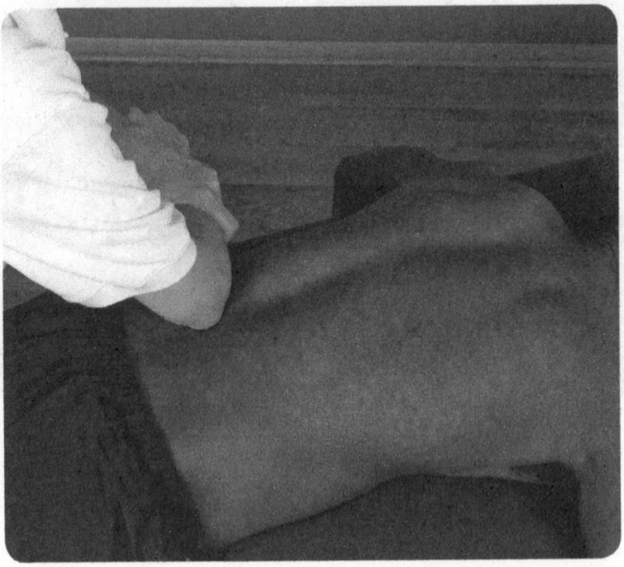

优点

- 该技术是一种不常见的缓解脊椎伸肌慢性紧张的替代方法

缺点

- 该姿势不适合所有客户

小问题

1. 使用肘部为采用四分之三卧位的客户进行腰方肌治疗时，应该避免深压哪些结构？

2. 为采用仰卧位的客户治疗斜方肌上束肌纤维时，使用按摩工具按压肌肉组织应该保持多长时间？

3. 治疗膈肌时，应该在客户吸气还是呼气时施力？

4. 为俯卧位客户横向按压竖脊肌时，可以通过什么方式增强对肌肉组织的抓握力？

5. 为采用俯卧位的客户治疗菱形肌和斜方肌上束时，为什么要在客户肩膀下方放置毛巾？

第6章

下肢深层组织按摩技术

这一章内容将包括内收肌、小腿后群肌、腘绳肌、股四头肌、胫骨前肌和臀肌等下肢部位的深层组织按摩技术的图片和说明（参见表6.1）。本章还包含用于治疗小的、常被忽略的阔筋膜张肌和髂胫束的技术。众所周知，髂胫束并非肌肉，很多客户感到髂胫束紧张，许多按摩治疗师也正在寻找按摩该重要部位的有效技术。注意，这些图

表6.1　本章中包含的应用深层组织按摩技术的目标肌肉

	体位		
肌肉	四分之三卧位	仰卧位	俯卧位
内收肌	√	√	—
小腿后群肌	√	√	√
跟腱	√	—	—
髂胫束（ITB）	√	√	—
臀肌	√	—	√
阔筋膜张肌（TFL）	√	√	—
腘绳肌	—	√	√
股四头肌	—	√	—
胫骨前肌	—	√	√
趾屈肌	—	√	√

仅用于演示，所以模特所穿的短裤比客户接受臀部和大腿区域深层肌肉组织按摩时所要求穿的短裤要长。在治疗臀肌、内收肌、腘绳肌和股四头肌时，客户穿着跑步短裤（有侧缝的短裤）会非常方便接受治疗。尽可能让客户露出要按摩的肌肉组织，使用毛巾遮盖客户身体的其余部分。

为采用四分之三卧位的客户提供治疗时需要借助相当大的杠杆力。客户采用该体位时，按摩治疗师可以选择为靠近按摩床一侧的肢体进行治疗。这里所讨论的前6种技术，主要是为靠近按摩床一侧的内收肌、小腿后群肌和跟腱进行治疗。其余的技术则是治疗大腿外侧（其中包括髂胫束和股外侧肌）以及下肢最靠近臀肌的部位。

使用前臂按摩内收肌

步骤1：治疗客户右腿的内收肌时，可让客户右躺，以便完全露出内收肌。

步骤2：注意不要压入膝关节后侧的腘窝，可将前臂轻轻置于该区域，柔中带劲慢慢滑至坐骨。

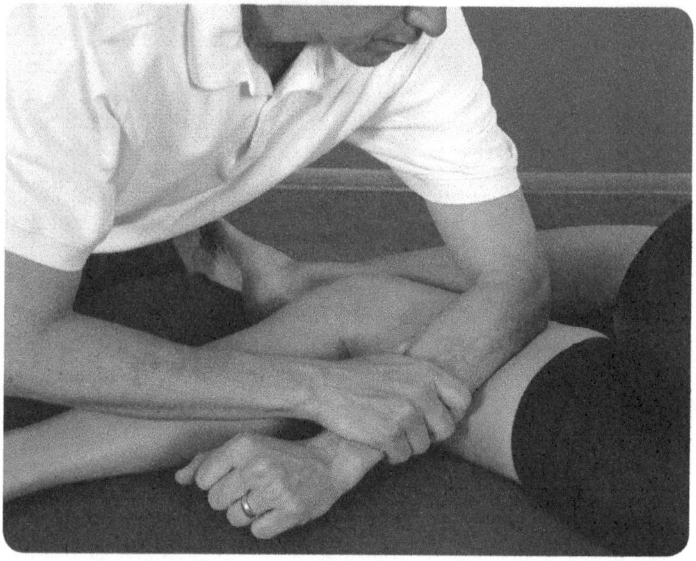

优点

- 客户的体位较为安全，与采用仰卧位（第131页介绍的技术）相比，客户暴露的肌肉更少
- 在该姿势下，按摩治疗师可以借用到较大的杠杆力，并且可以为需要对内收肌进行深层肌肉组织按摩的客户施加较大的压力

缺点

- 为了维持自己的姿势，按摩治疗师必须弯腰至与按摩床相当的位置来使用该技术

使用肘部按摩内收肌

步骤1： 为客户治疗右腿内收肌时，可让其右躺，完全露出内收肌。

步骤2： 注意不要压入膝关节后侧的腘窝，按摩治疗师弯曲肘部，再次柔中带劲慢慢滑至坐骨。

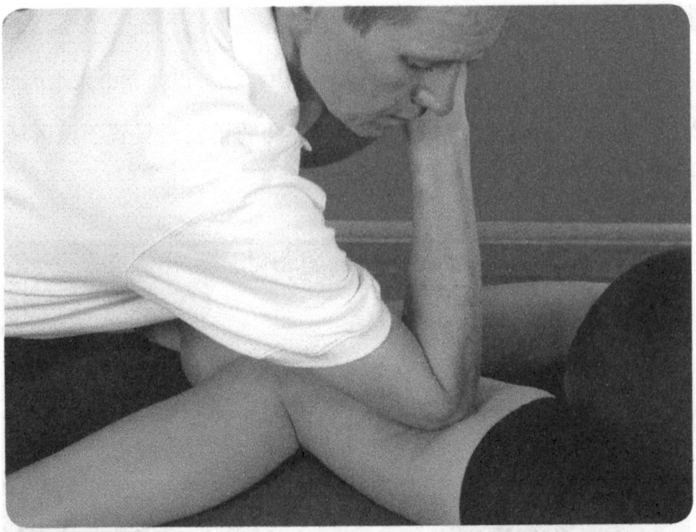

优点

- 这种按压内收肌的方法有助于与治疗股后肌群相连接
- 客户的姿势较为安全，与采用仰卧位相比，暴露的肌肉更少

缺点

- 为了维持自己的姿势，按摩治疗师必须弯腰至按摩床的位置来使用该技术

使用拳头按摩内收肌

步骤1：治疗右腿内收肌，可让客户右躺，完全露出内收肌。确保按摩床足够低，以便按摩治疗师能够伸直手臂进行按摩。

步骤2：拳头用力，保持手腕和肘部平直，轻轻按入肌肉组织；从腘窝正上方用力滑至坐骨。

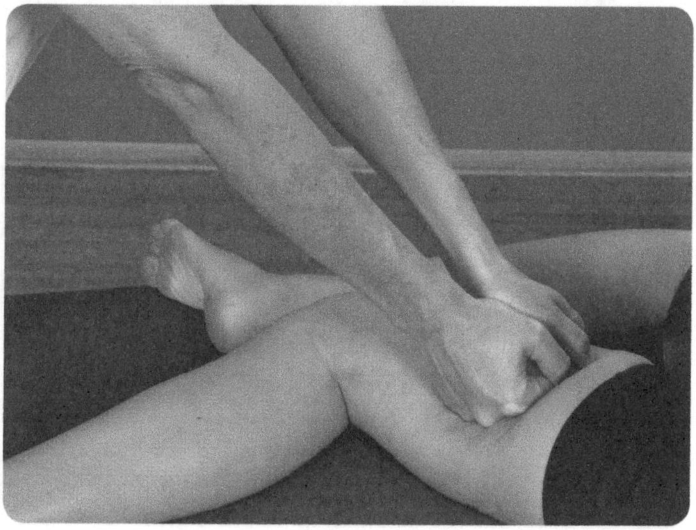

优点

- 这是替代前臂和肘部按摩的一种很好的方法，让按摩治疗师能够采用更加直立的姿势提供服务，同时又能按摩到深层肌肉组织

缺点

- 为了保持手臂伸直，按摩治疗师须避免出现耸肩现象以及肘部弯曲的问题

使用拳头按摩小腿内侧

步骤1： 当治疗右腿后群肌时，可让客户右躺，以便确定跟腱的位置。

步骤2： 拳头用力，从腓肠肌与跟腱的连接处开始，从此处用力滑至膝盖内侧，同时按压肌肉组织。

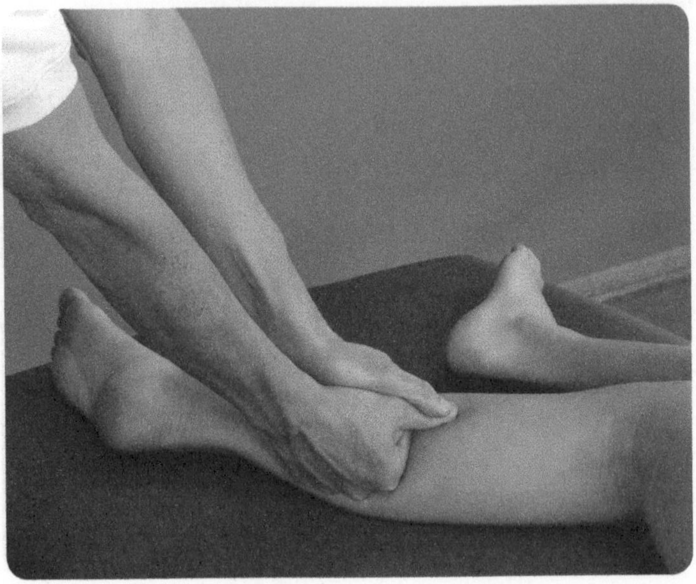

优点

- 该技术是按压小腿内侧肌肉组织非常不错的方法，通常该肌肉群是客户在仰卧位或俯卧位时接受治疗的

使用肘部按摩小腿内侧

步骤1：为治疗右腿腓肠肌群，可让客户右躺，以便确定跟腱的位置。

步骤2：使用肘部触及小腿后群肌，置于集中施力的区域。或者使用肘部柔中带劲地沿小腿内侧向上缓慢滑行按压。注意：用另一只手扶在按摩床上，以获得支撑，如图所示。

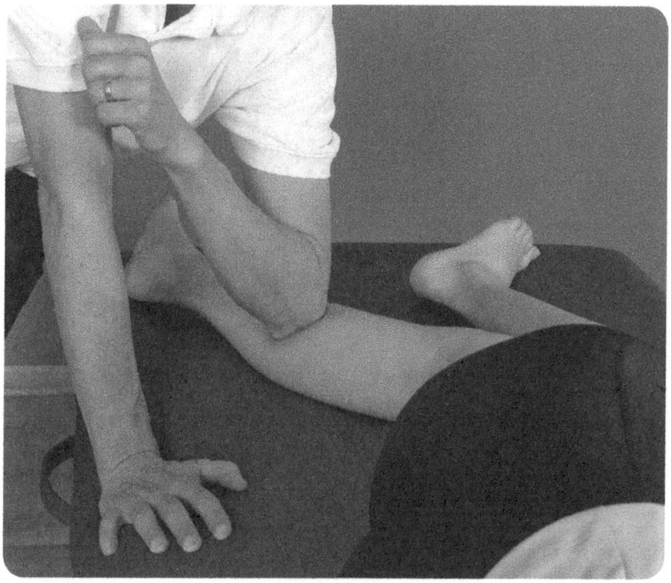

优点

- 这是一种真正的深压技术，对于治疗难处理的紧绷小腿非常有效
- 该技术适用于需要深度按压的特定紧绷区域

缺点

- 由于该技术施力强烈，因此需谨慎操作，不要太快、太深地按压

治疗跟腱

步骤1：客户通常是在俯卧位接受跟腱治疗的，所以这是一种替代姿势。与为内收肌和小腿后群肌治疗一样，如果打算治疗右侧，就让客户右躺。

步骤2：按摩治疗师可坐在按摩床一端，弯曲客户的膝关节，用自己的大腿支撑客户的脚踝。用拇指、食指抓握跟腱，按压入跟腱及其周围，试图增加关节的活动度。

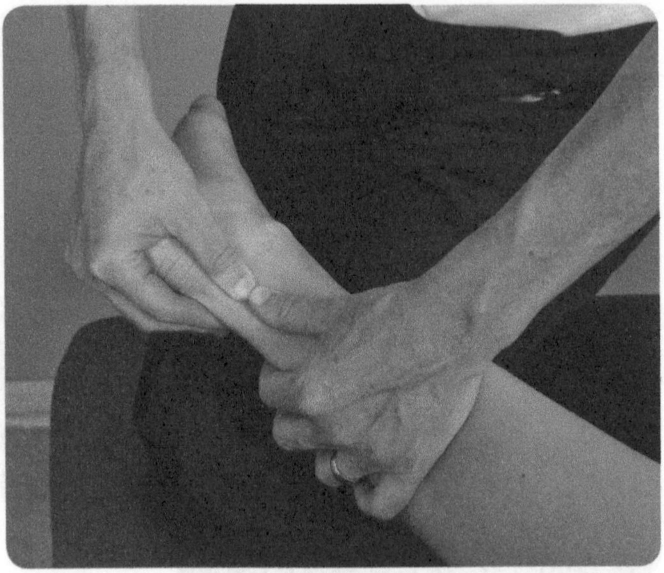

优点

- 该手法是替代俯卧位治疗的一种有效的方法，让按摩治疗师可以用不同的方式按压跟腱，以及足内侧

缺点

- 并非所有客户都觉得这个姿势很舒适

治疗经验

一位喜欢健步走的女性客户前来找我按摩下肢。她喜欢采用四分之三卧位接受内收肌和小腿后群肌按摩。我还在这个体位下提供跟腱周围和足部的深层按压，因为多年前客户的脚踝曾经扭伤过，她反映用该方式治疗能够减缓这一部位的慢性疼痛。

使用前臂按摩髂胫束（ITB）

步骤1：为采用四分之三卧位的客户进行左大腿治疗，让客户摆好姿势，使该侧肢体位于上方。

步骤2：共有两种使用前臂为该区域提供深层肌肉组织按摩的方法。面向客户站立，将自己的前臂放在客户膝盖正上方，另一只手辅助用力，缓慢用力地向上滑至大腿外侧，按压髂胫束和股外侧肌。

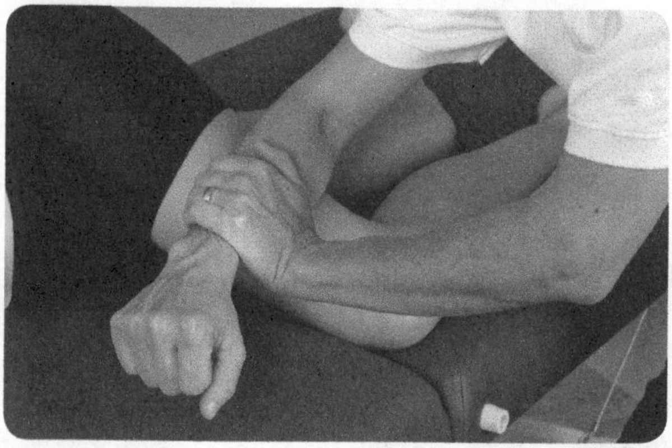

另一种方法是站在客户背面，前臂按压组织，前臂反复从膝盖拉至大腿。练习这两种方法，比较哪种最有效。

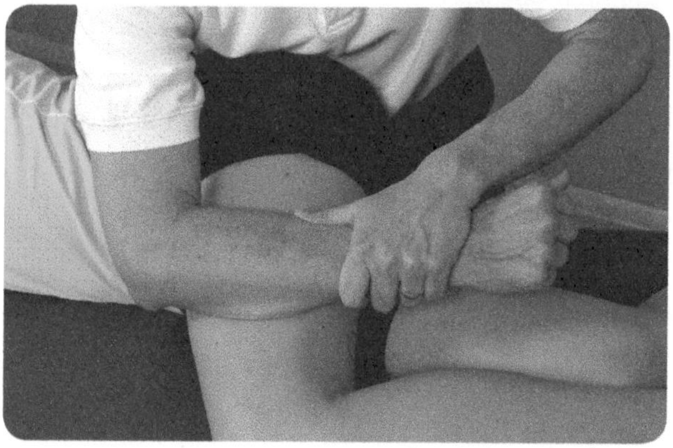

提示 有些客户觉得在膝盖下方铺垫折叠毛巾或坐垫会更舒服。

优点

- 这两种方法都是很好的按摩股外侧肌和厚厚的髂胫束的替代治疗方法

使用拳头按摩髂胫束（ITB）

步骤1：更加强劲的技术是使用拳头而非前臂用力按压ITB。客户采用四分之三卧位时，按摩治疗师将拳头轻轻置于靠近客户膝盖的地方，避免压在多骨区域。

步骤2：按摩治疗师应尽可能保持手腕和肘部笔直，用力滑至臀部。

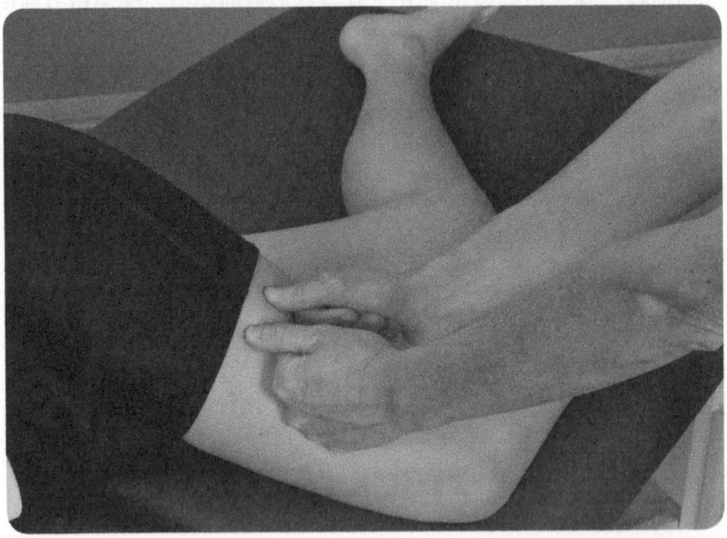

优点

- 这是按摩髂胫束和股外侧肌远端的一种非常实用的技术

缺点

- 按压至臀部时很难做到始终保持手腕和肘部笔直，因此该技术不适合用于治疗距离较远并且较小的点

应用软组织松解ITB

步骤1： 使用该技术时需要取得客户的配合。让客户采用四分之三卧位，最上面的膝盖稍微伸出治疗床。

步骤2： 一只手握拳，另一只手包住拳头，用力边按压边向上滑至臀部，当压至距离膝盖7.5~10厘米处时，让客户慢慢弯曲和伸直膝盖，这会对客户股外侧肌和髂胫束的治疗产生辅助式主动拉伸效果。

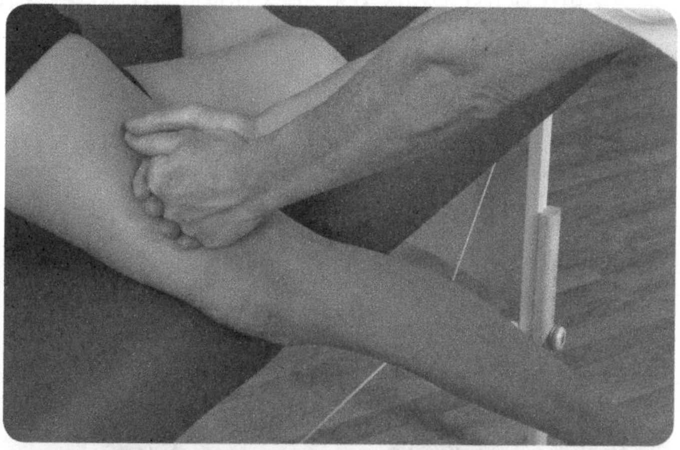

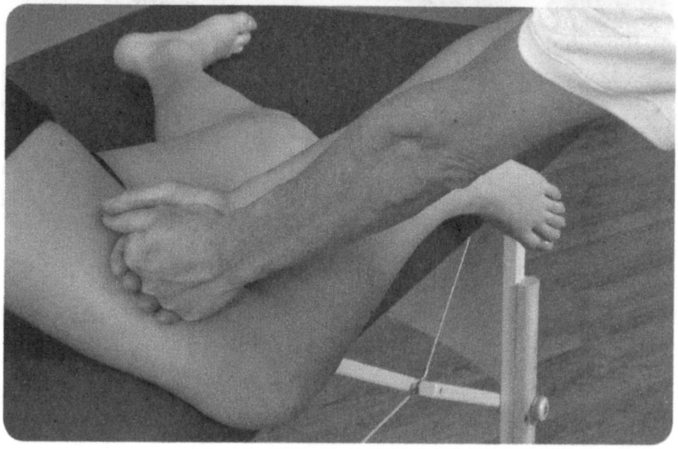

优点

- 有研究显示，该技术对于治疗跑步膝和非常紧绷的髂骨束十分有效

缺点

- 客户在该姿势下保持较长时间会感到不适

使用前臂按摩臀肌

步骤1： 缓解臀部区域肌肉紧张的一种非常好的方法是简单地按压这些肌肉组织，集中按压紧张的区域。隔着毛巾使用前臂在按压的区域持续施力，避免使用肘部。（此项技术的应用，客户多采用侧卧位而非四分之三卧位。实际上，四分之三卧位能够让按摩治疗师更好地按压臀肌。在这张图中，为了方便大家更加清楚地观看如何治疗该区域，特别去除了毛巾。）

步骤2： 继续采用这种方式治疗该区域，或者还可以涂抹少量按摩油，把毛巾放回原位，并再次按压这一区域。按摩油会使毛巾紧贴臀部，便于按摩治疗师采用扭转动作拉伸和按压这些组织。

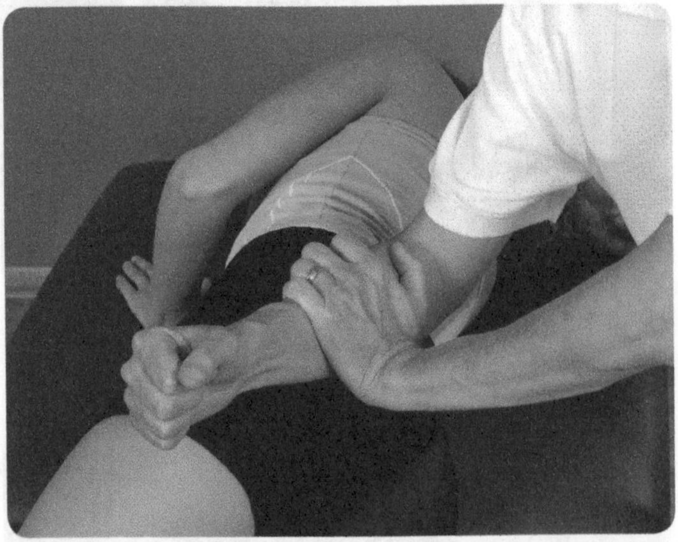

提示 很多按摩治疗师在治疗臀肌时常犯的错误是，太使劲或太快地按压一个特定的区域。采用四分之三卧位时，客户感受压力的敏感性远高于俯卧位。

优点

- 这是替代俯卧位治疗臀肌的一种很好的方法，可以紧接着使用同条大腿外侧以及该侧的阔筋膜张肌治疗技术

使用肘部按摩臀肌

步骤1：与使用前臂按摩臀肌一样，帮助客户摆好姿势，按摩治疗师用肘部将施力集中于更精确的区域。先向客户倾靠，用前臂来试探客户对施力的敏感度。

步骤2：如果客户需要更加深度的按压，慢慢弯曲你的肘部。请注意，肘关节仅稍稍弯曲一点角度，客户感觉到的按压力将大幅度地增加。

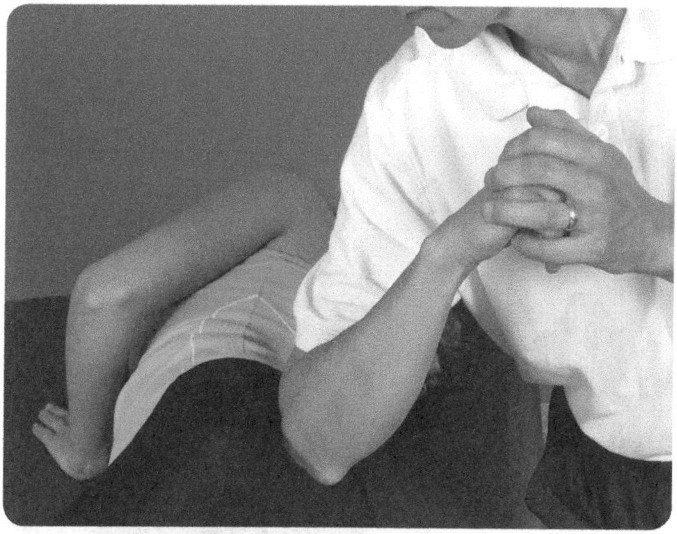

提示 该卧位下要避免深压到客户的梨状肌，因为它会产生疼痛感。这种不舒适并不代表出现了一些治疗师所谓的梨状肌综合征。

优点

- 该技术可以作为俯卧位治疗臀肌的一种替代方法，可以紧接着使用针对同条大腿外侧和该侧阔筋膜张肌的治疗技术
- 该技术是集中按压局部区域的好方法

缺点

- 很多客户对按压该区域非常敏感，因此请谨慎使用此技术

使用肘部按摩阔筋膜张肌（TFL）

步骤1：按摩治疗师经常会忽略这种小肌肉，但阔筋膜张肌会引起大腿前侧和外侧疼痛，以及膝盖外侧疼痛。第一步，你需要确定该肌肉的位置。此肌肉在跑步爱好者的身上容易辨别，而在普通客户身上则不然，其大小和形状往往也是因人而异，略有不同。

步骤2：使用肘部静态按压该肌肉。

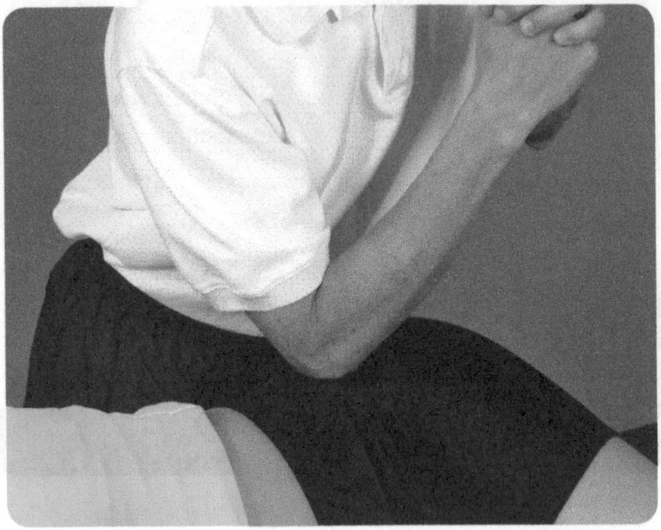

提示 在客户身上寻找该肌肉的位置，让客户采用仰卧位，触摸髂嵴。该肌肉起于髂嵴后部，让客户将腿抬离按摩床，并将大腿旋内，该肌肉会收缩（你也可以站着试试：屈曲你的髋关节，保持膝盖伸直，向内旋转大腿，该肌肉会有所变化）。

优点

- 这是一种安全的用力按压小肌肉的方式

缺点

- 客户应习惯在该姿势下接受治疗，因为在其他体位就很难确定该肌肉的位置

如果你是一名有丰富实践经验的按摩治疗师，可能对仰卧位按摩客户的股四头肌和胫骨前肌十分熟悉，可能也学过治疗内收肌的一些方法。针对排斥俯卧位接受治疗的客户，我们将在这里介绍治疗腘绳肌和小腿后群肌的有效方法。

使用前臂按摩腘绳肌

步骤 1：尝试这种不常见但非常有效的仰卧位治疗腘绳肌的方法。首先，让客户舒适地摆好姿势，着跑步短裤或用毛巾遮盖，并暴露准备接受治疗的区域。让客户如下图所示抱住大腿。

步骤 2：按摩治疗师身体前倾，用前臂按压该组织，从膝盖下方开始，并滑至坐骨。

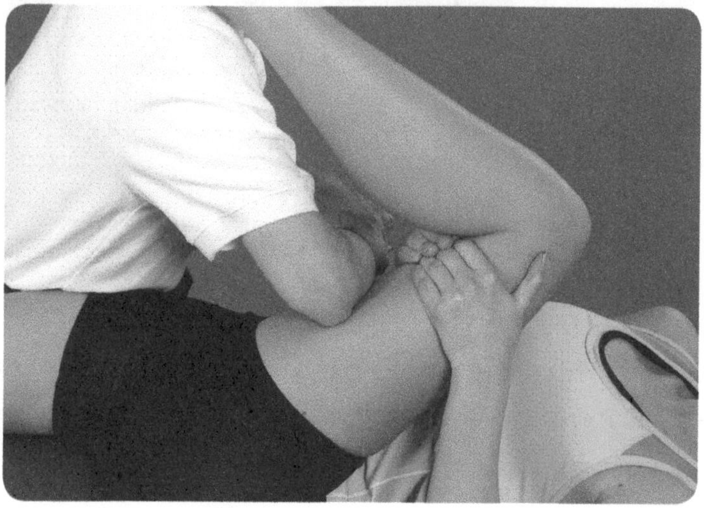

提示 从膝盖滑至坐骨时，客户主动伸直小腿（保持髋关节弯曲），该动作可起到主动松解软组织的作用，深受许多客户的喜欢。

优点

- 该技术适用于由于受伤而无法采用俯卧位接受治疗的客户

缺点

- 让客户抱住自己下肢时，按摩治疗师可能很难按摩到腘绳肌远端（膝盖附近）
- 该技术不适用于所有客户，其中有些客户可能不想在这个姿势下抱着大腿

使用拳头按压腘绳肌

步骤1：如有必要，可用毛巾遮盖客户身体。练习时将客户的腿部置于按摩治疗师的肩膀上，而非要求客户抱住腿部。

步骤2：用拳头按压腘绳肌，从膝盖下面滑至坐骨，手腕尽量保持中立位。

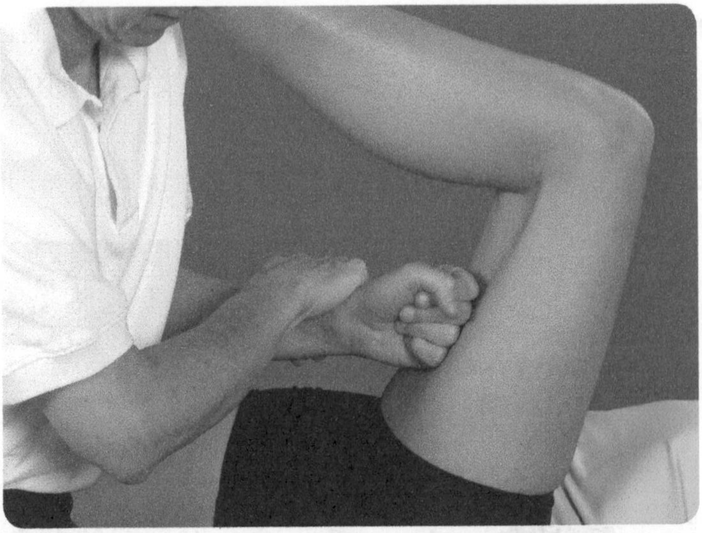

提示 如果采用一只手扶着另一侧拳头用力按压，较难实现深度按压的效果。而用一只手扶住客户的膝盖，另一个拳头按压防止客户髋部在按摩中进一步弯曲，则会更容易实现深度按压效果。

优点

- 该技术适用于因受伤无法采用俯卧位治疗的客户

缺点

- 深度施力时，按摩治疗师很难保持手腕处于中立位
- 该技术不适用于所有客户，其中有些客户可能不想在这个姿势下抬腿

用肘部按摩腘绳肌

步骤1：要求客户如图所示抱住自己的腿部，肘部轻轻置于客户的腘绳肌上。

步骤2：缓慢治疗，在一个点上施力，或缓缓滑至坐骨。

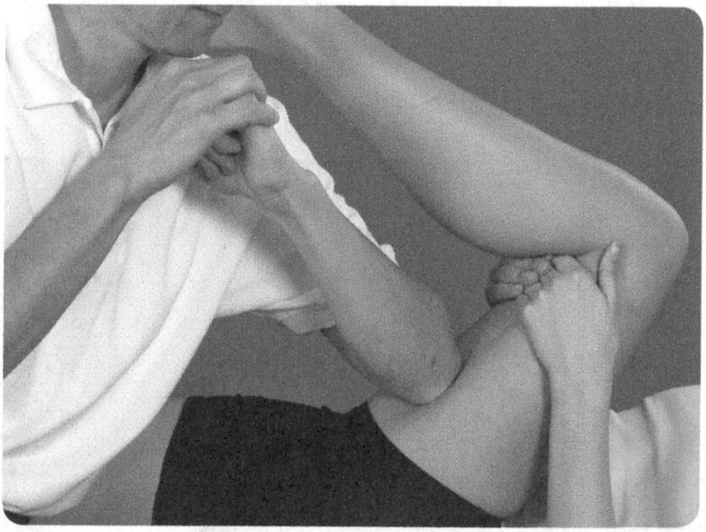

提示 想要在按压肌肉组织的过程中实现拉伸效果，让客户保持屈髋，慢慢伸直小腿。该动作可主动辅助拉伸。

优点

- 该技术是缓解腘绳肌紧张的一种非常好的方法，特别是与主动辅助拉伸相结合
- 该技术非常适用于因受伤无法采用俯卧位接受治疗的客户

缺点

- 让客户抱住自己的下肢时，按摩治疗师可能很难按压腘绳肌远端（膝盖附近）
- 该技术不适用于所有客户，其中有些客户可能不想在这个姿势下抱着大腿

挤压小腿

步骤1：让客户屈膝，按摩治疗师轻轻地坐在客户脚面上以固定该侧肢体（否则客户的肌肉组织不会放松，而会收缩以维持屈膝的姿势）。

步骤2：涂抹按摩油，按摩治疗师的手成杯状握住客户的小腿远端，轻轻挤压，让手掌滑离肌肉，轻轻将肌肉组织拉离骨头。为了促进血液回流，从客户的脚踝挤压至肌腹，再至膝盖下方，而不是从膝盖挤压至脚踝。

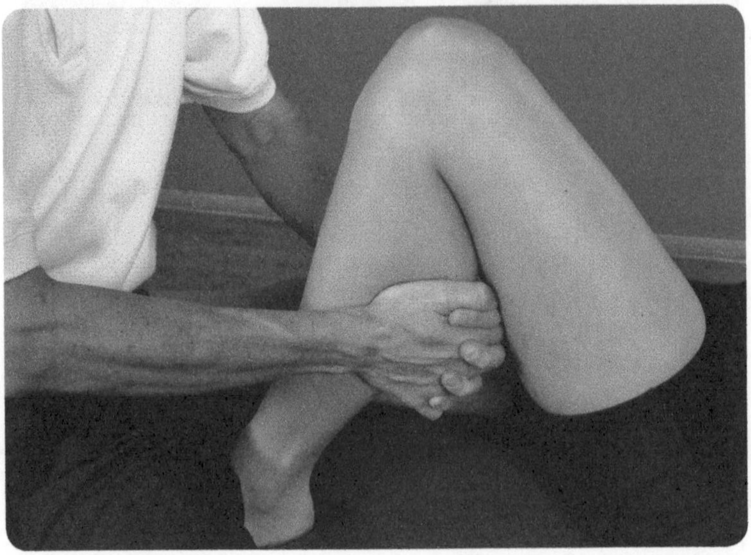

提示 采用这种技术施力较猛，所以刚开始的时候要轻轻挤压，再逐渐增加用力。

优点

- 该技术非常适用于无法在俯卧位接受小腿肌肉治疗的客户
- 屈膝和踝关节跖屈时，小腿后侧肌肉组织会处于被动缩短的状态；轻轻地将这些肌肉组织拉离胫骨会让大多数客户感到非常舒服

使用前臂按摩小腿

步骤1：让客户屈膝，按摩治疗师轻轻地坐在客户脚面上以固定该侧肢体。使用前臂轻抚法从客户脚踝按压至膝盖下方。练习使用前臂越过小腿，向上拉伸，治疗时从你的肘部滑至手腕。用另一只手扶住客户的膝盖，以保持固定。

步骤2：更换另一侧前臂，重复上述步骤。

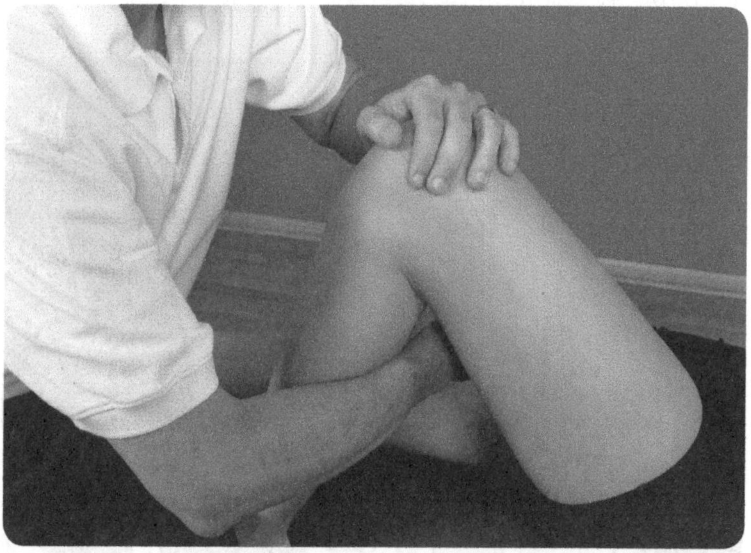

优点

- 该方法非常适用于无法采用俯卧位接受小腿肌肉治疗的客户
- 屈膝和踝关节跖屈时，小腿后侧肌肉会处于被动缩短的状态，这个姿势的按摩会让大多数客户感到非常舒服

使用前臂按摩股四头肌

步骤1：如果需要，使用长枕垫在客户的膝盖下方，以获得稳定的支撑，在客户的大腿或自己的前臂上涂抹按摩油，刚开始时按摩治疗师轻轻地靠在客户的膝盖上方。

步骤2：按摩治疗师采用宽支撑面以保持身体的重心稳定，前臂向客户倾靠，慢慢沿股四头肌向上滑。大腿前面完成后，换另一侧手臂按摩大腿外侧（注意，客户需要穿着较短的短裤，或者使用毛巾围盖客户身体以便能够完全按压到股四头肌）。

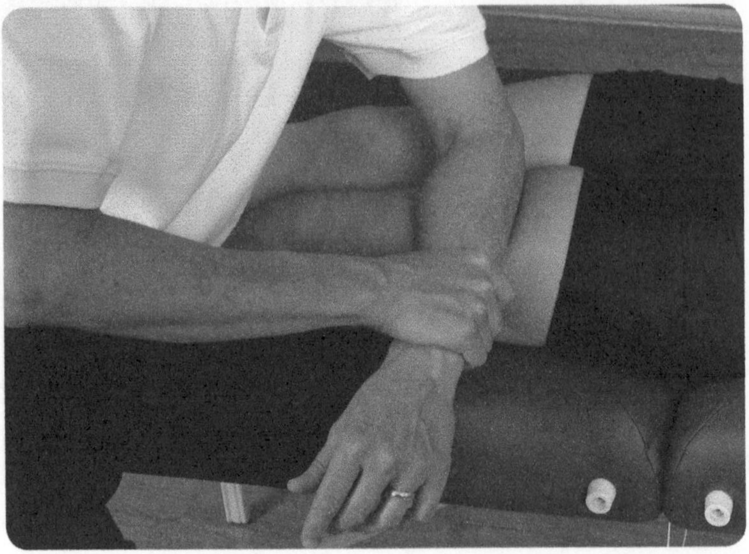

优点

- 这是一种非常好的深层组织按摩技术，可以在揉捏这一区域后使用该技术

挤压股四头肌

步骤1：如果需要，按摩治疗师采用跪姿，握住客户膝盖正上方的股四头肌，将肌肉组织挤压远离股骨。练习时，让你的手掌滑离肌肉组织。

步骤2：如果可以的话，继续挤压该区域的股四头肌，直至髋部。

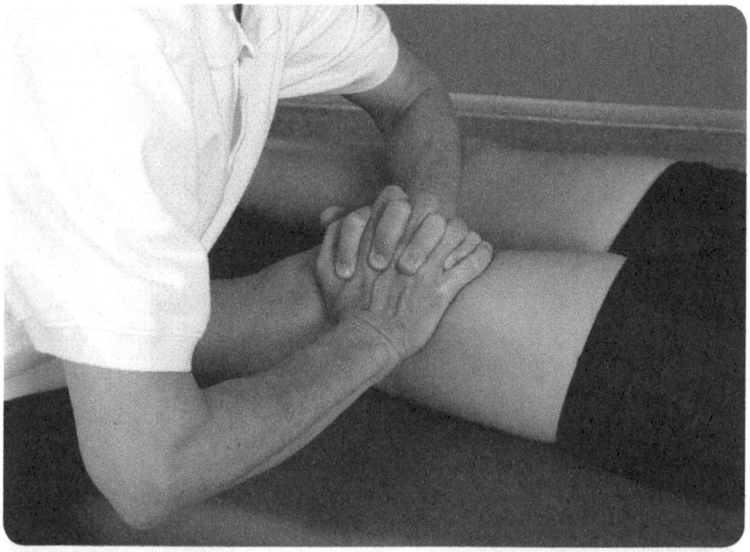

优点

- 是深层肌肉组织按摩额外增加的一项实用的技术

缺点

- 只能按压到一定的区域，向髋部移动时，由于内侧的手臂很难握住客户大腿内侧的肌肉，部分区域只能舍弃治疗

使用肘部按摩股四头肌

步骤1：如果需要，使用长枕垫在客户的膝盖下方，以获得稳定支撑，按摩治疗师将手和肘置于客户的大腿上，如图所示。

步骤2：涂抹按摩油，按摩治疗师肘部施力，用另一侧手掌引导肘部慢慢按压至客户的髋部。注意：引导的手不要跑偏至客户大腿内侧。

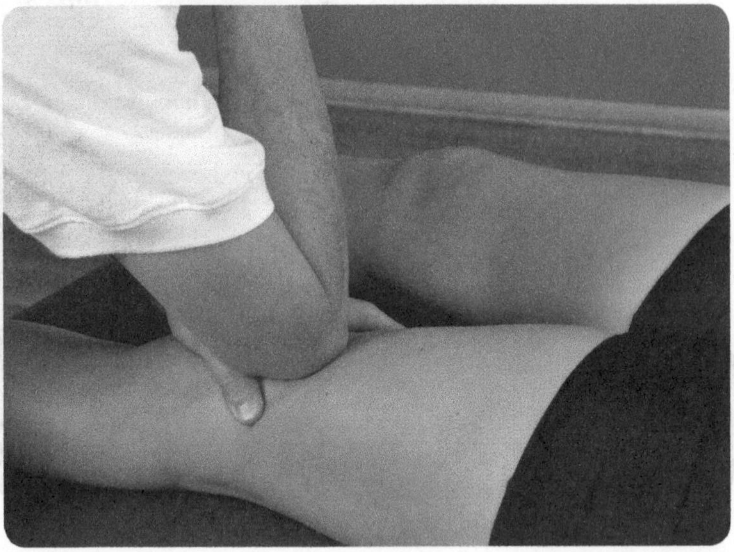

提示 众所周知，股四头肌属于人体中较强大的肌肉，使用该技术时需要另一只手做引导，否则很难按压到特定的位置。

优点

- 该技术适用于精准深压股直肌

缺点

- 如果没有另一只手做包绕和引导，并防止侵入腹股沟区域，则很难按压到客户的股直肌

使用拳头按摩髂胫束（ITB）

步骤1：按摩治疗师屈肘，并将肘部紧贴于自己的腰部，同时将拳头置于客户膝盖上方。

步骤2：涂抹按摩油，用力按压客户的大腿外侧，滑至髋部。另一只手扶住手腕辅助施力，以便获得较大的支撑面，站立使用该技术时腰部得到支撑。

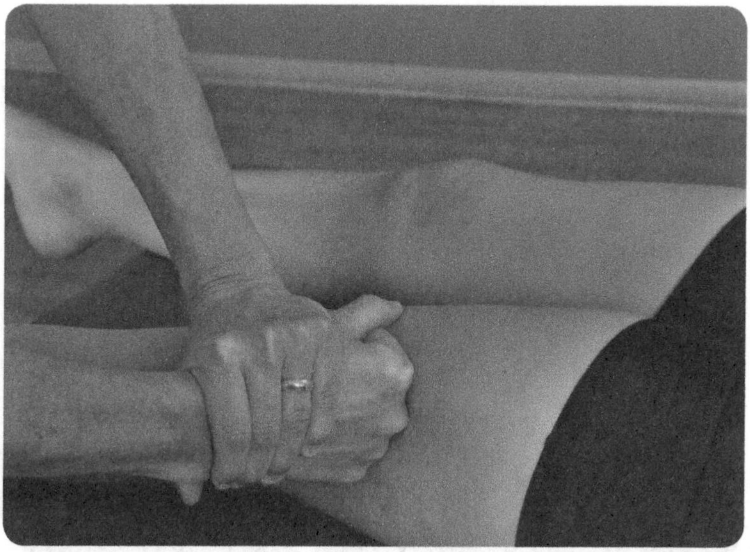

优点

- 该技术能够深压大腿外侧

缺点

- 如果按摩床高度不合适，则使用该技术会非常困难

使用前臂按摩髂胫束（ITB）

步骤1：让客户屈膝，按摩治疗师坐在其脚面上，或者脚面上垫长枕，再跪于枕上以保持固定。让客户大腿内收。

步骤2：涂抹按摩油，按摩治疗师使用前臂从客户的膝盖上方滑至髋部，按压客户大腿外侧和前外侧。

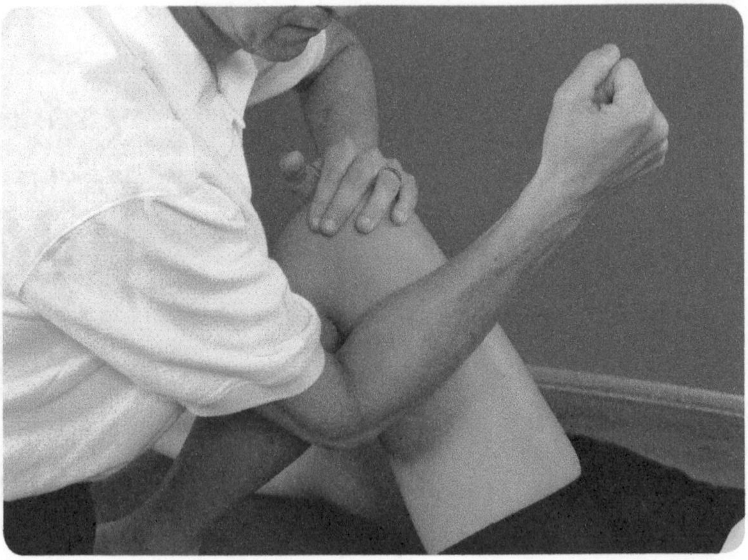

优点

- 该技术是仰卧位用力按压大腿外侧的一种有效方法

使用前臂按摩内收肌

步骤1：降低按摩床高度，帮助客户摆好姿势，让客户大腿外展，轻轻地靠在你的大腿上以获得支撑，如图所示（图*a*）。如果有必要，可将折叠毛巾垫于客户小腿下方（图*b*）。治疗左侧内收肌时，按摩治疗师使用左前臂。

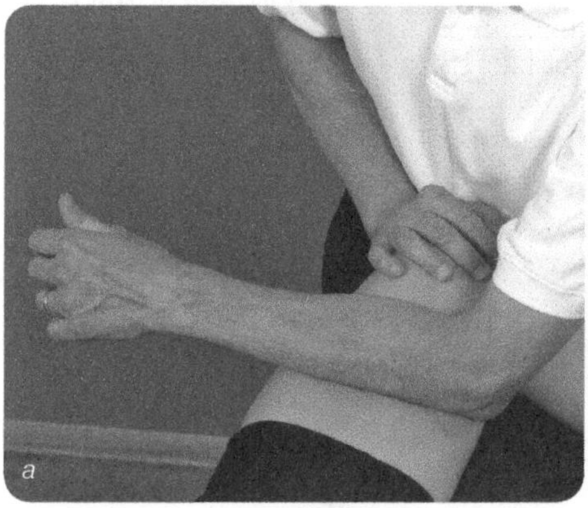
a

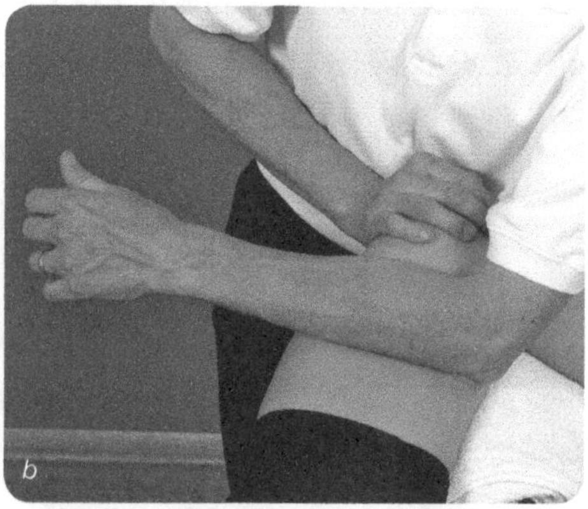
b

步骤2：从膝盖上方开始，前臂慢慢滑过内收肌，滑至腹股沟。练习可使用右臂（图*c*），比较使用哪一侧的手臂自己感觉更舒适（使用右臂时，注意手要在客户髋部附近停止）。

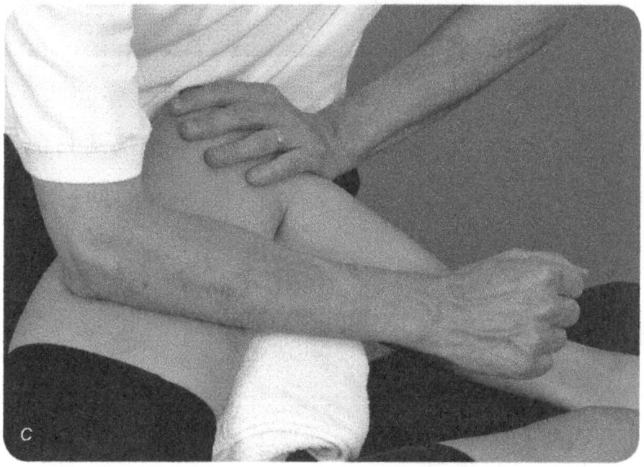
c

优点

- 这是按压内收肌的好方法，也可以用来精准按压股薄肌

缺点

- 有些客户会觉得采用该姿势太暴露
- 有些按摩治疗师排斥用大腿进行支撑

使用肘部按摩胫骨前肌

步骤1：跪在按摩床一端，帮助客户摆好姿势，让客户的脚伸出按摩床。让客户背屈踝关节，以确定胫骨前肌的位置。确定好肌肉组织的位置后，让客户小腿向内转动，以便更好地触及该肌肉。

步骤2：使用肘部轻轻地按压踝关节上方的肌肉组织，缓慢地滑至肌肉的起点。大多数客户对胫骨区域很敏感，因此使用肘部时，只需施一点点的力。

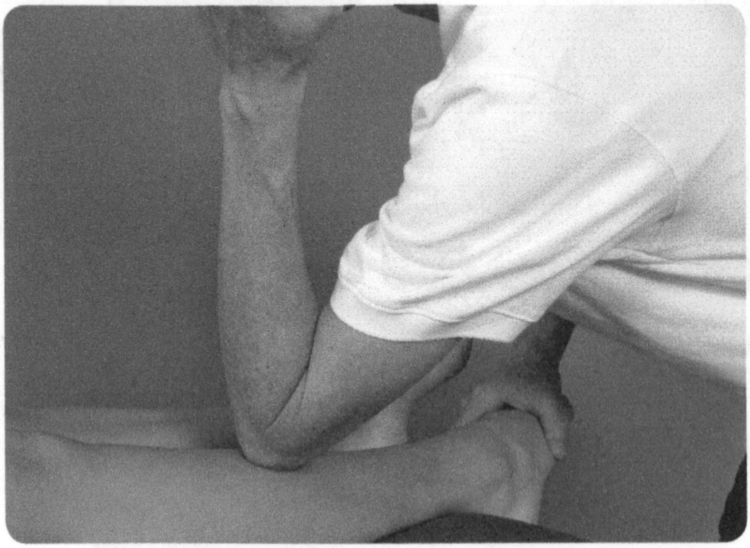

提示 将脚部伸出按摩床一端，使用该技术时，要被动地使足内翻，这样可以拉伸小腿外侧和前外侧的筋膜（轻轻地跖屈有助于拉伸客户的胫骨前肌）。

优点

- 该技术是按摩治疗师深压该肌肉组织的一种简单方法

缺点

- 不是所有按摩治疗师都愿意跪着使用该技术

使用指关节推胫骨前肌

步骤1：站在按摩床的一端。让客户的脚伸出按摩床，背屈踝关节，以确定胫骨前肌的位置。确定好肌肉位置后，让客户小腿向内转动，以便更好地触及该肌肉。

步骤2：使用指关节，从客户的脚踝上方慢慢向上滑至该肌肉组织的起点。练习使用一个或多个指关节，找到一种你感觉舒适并且有效的方法。

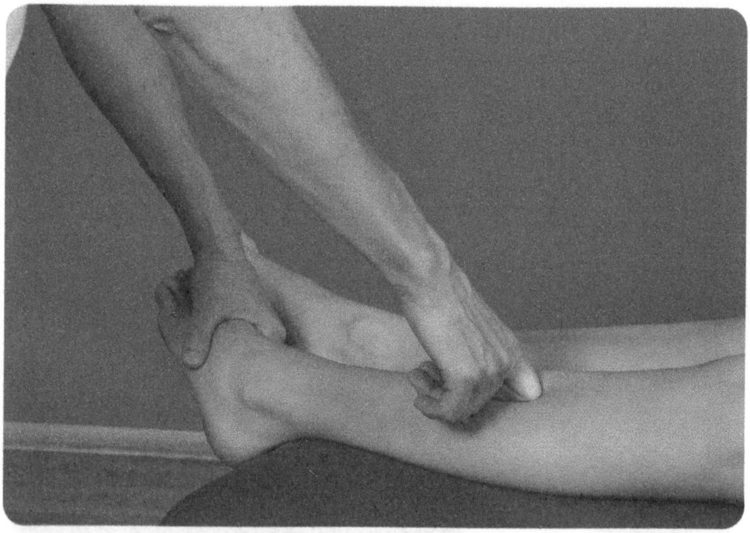

优点

- 按摩治疗师不需要跪着使用该技术，同时也可为按摩治疗师提供一种能替代使用拇指的必要方法

缺点

- 按摩治疗师的指关节和拇指有过度使用的风险

使用工具按摩足底

步骤1：可以使用按摩工具向客户的足底施力。用手扶住客户的足背，不使用按摩油，将按摩工具置于适当位置，如图所示。

步骤2：在客户反映舒服的点上轻柔施力。通常在足底中部，沿着拇长屈肌的方向按压。

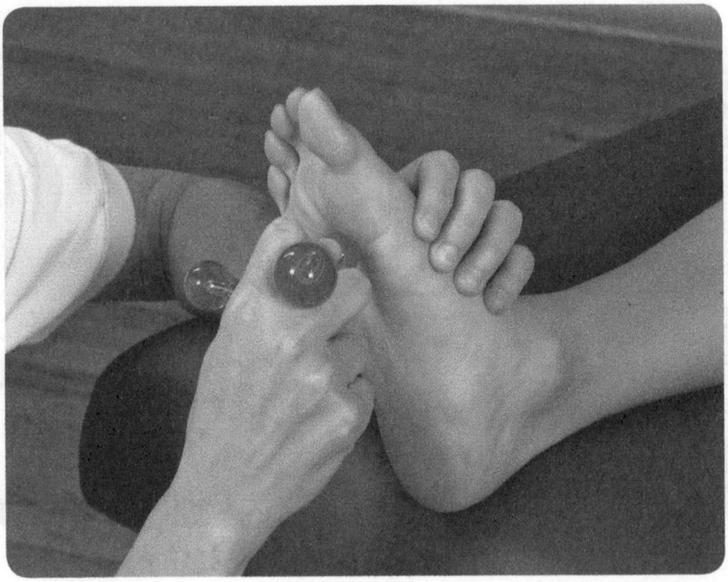

优点

- 该技术可以减少按摩治疗师拇指的过度使用，是轻柔技术的一种很好的替代

缺点

- 安全有效地使用按摩工具需要不断练习。注意：要轻轻地使用这种局部施压的工具

使用工具治疗阔筋膜张肌

步骤1：让客户将腿抬离按摩床，并向内转动，以确定阔筋膜张肌的位置。确定好位置后，将按摩工具轻轻地抵在该肌肉组织上。

步骤2：使用工具用力按入该肌肉组织，寻找扳机点。找到一个扳机点的位置后，轻轻按压60秒，让“愉快的疼痛”感消失。

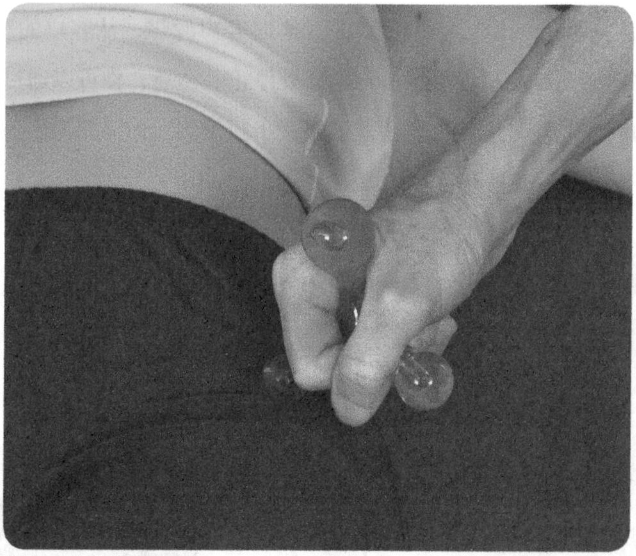

优点

- 当需要深压这块小肌肉时，该技术是替代按摩治疗师使用拇指的好方法

缺点

- 安全有效地使用按摩工具需要不断练习。注意：要避免按压到大转子

治疗经验

为一位经常跑半程马拉松的客户采用仰卧位按摩阔筋膜张肌。客户来的时候表示髋骨前面不对劲。他讲述自己的伤病史，并表示按“这里”会感觉好一些。他自己所按压的地方正是阔筋膜张肌组织。在完全预热该区域后，我用深层肌肉组织按摩技术深压该区域，并让他拉伸屈髋肌。

这一节将介绍俯卧位的深层组织按摩技术，这个体位的按摩技术你一定十分熟悉。这里介绍的技术与其的主要差别在于，有些技术需要客户的脚部伸出按摩床。

使用前臂按摩小腿

步骤1：让客户的脚伸出按摩床的一端，以便客户背屈踝关节。使用你的左臂按摩客户小腿。

步骤2：涂抹按摩油，按摩治疗师的身体向客户倾靠，从客户的跟腱上方开始，用力慢慢地向上滑至其小腿，直至快到腘窝处停止。注意，你可以通过弯曲前臂按压到客户小腿的内侧，但是想要更加有力按摩其小腿外侧，你需要换至右臂，确保你的手腕和手掌等高，以避免碰到客户的另一条腿。

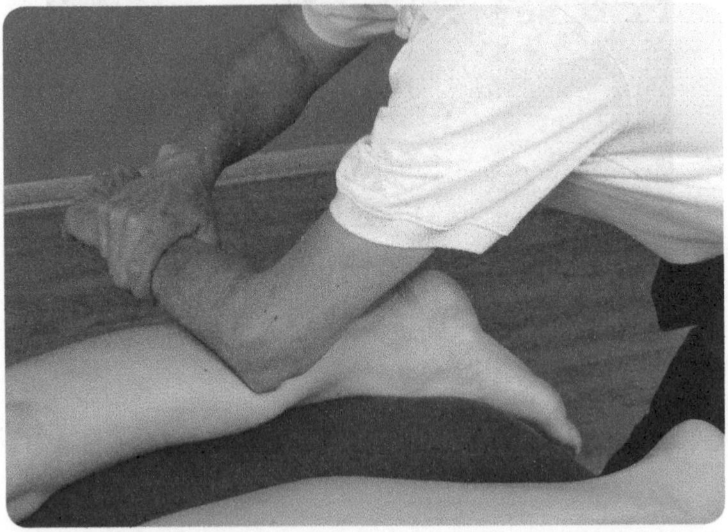

优点

- 该技术可真正深压小腿
- 该技术可以与其他拉伸和按压技术结合使用

缺点

- 该技术只可作为全身治疗的一部分，按摩治疗师需要记住让客户双脚伸出按摩床外
- 按摩治疗师为了保持自己的姿势，必须采用更大支撑面的站姿或蹲姿

使用肘部按摩小腿

步骤1：让客户的脚伸出按摩床的一端，以便客户背屈踝关节。确定跟腱的位置，用虎口包住肘部，置于小腿上，用你的左臂按摩客户的右小腿。

步骤2：涂抹按摩油，从腓肠肌和比目鱼肌与跟腱连接点开始，沿小腿方向用力缓慢向上滑动，用你的手部扶住肘部并引导，防止肘部从大块的肌肉上滑下。

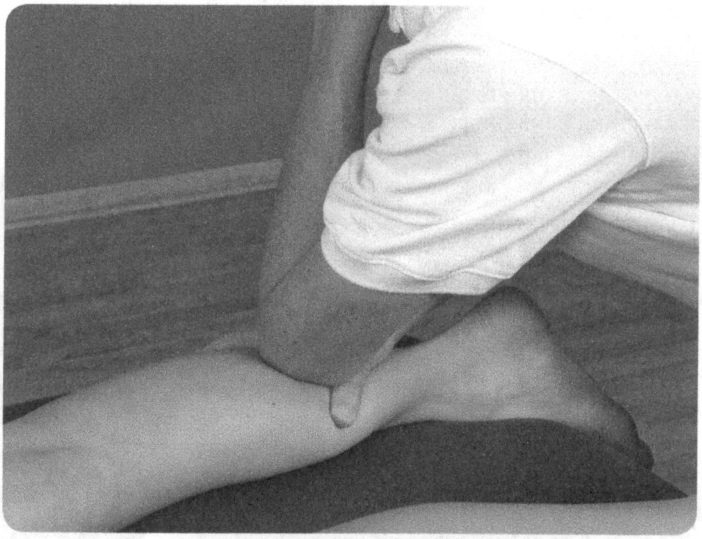

提示 想要增加按压强度，可让客户背屈踝关节。这可拉伸所治疗的组织。

优点

- 这对于那些喜欢深压该区域的客户来说是一种极佳的方法
- 该技术可以单独在需要按压的特定区域使用
- 该技术可以轻松调节按压的强度

缺点

- 使用该技术作为全身治疗的一部分时，按摩治疗师需要记住让客户将双脚伸出按摩床外
- 按摩治疗师为了保持自己的姿势，必须采用更大支撑面的站姿或蹲姿

使用拳头按摩小腿（1）

步骤1：尝试用拳头施力以代替前臂或肘部。让客户的双脚伸出按摩床，确定跟腱的位置。

步骤2：从腓肠肌和比目鱼肌与跟腱连接点开始，按压小腿，沿组织向上滑行，直至快到腘窝处停止。保持肘部和手腕尽可能伸直。图中的按摩治疗师使用两只手。练习使用单个拳头，并用另一只手加以辅助，感受两种方法的差异。

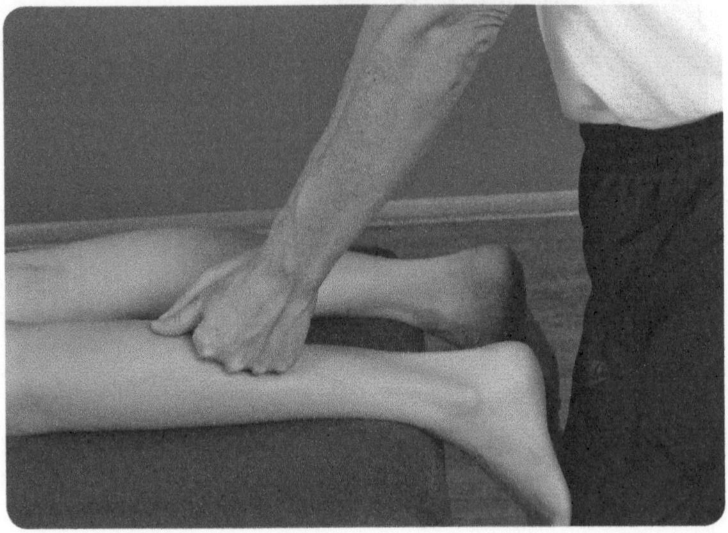

优点

- 该技术可以轻松调节按压的强度

缺点

- 使用该技术作为全身治疗的一部分时，治疗师需要记住让客户双脚伸出按摩床外
- 除非按摩床非常低，否则按摩治疗师很难保持肘部和腕部伸直

使用拳头按摩小腿（2）

步骤1：确定跟腱的位置。尝试使用拳头施力的同时，帮助客户拉伸肌肉组织。按摩治疗师用大腿帮助客户的脚被动背屈，如图所示。

步骤2：从腓肠肌和比目鱼肌与跟腱连接点开始，使用拳头向上按压小腿，脚踝保持背屈。采用这种方式在小腿的远端按压，而不要尝试一直按压至小腿肌肉的近端。由于按压的是拉长的肌纤维，即使施力相当轻，很多客户仍然会体验到被深压的感觉。

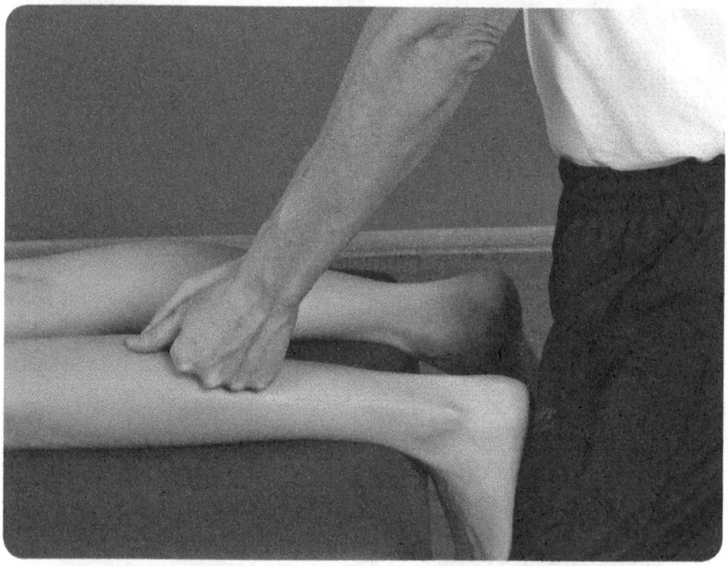

优点

- 该技术让按摩治疗师能够为非常喜欢深度按压的客户提供服务

缺点

- 按摩治疗师刚开始学习使用双手施力时，同时还要让客户脚踝被动背屈会十分困难

使用前臂松解小腿软组织

步骤1：现在尝试在治疗的过程中结合使用按压和拉伸技术，这有点挑战。练习背屈客户的脚踝。让客户屈膝，用你的大腿支撑客户的脚踝，如图所示。

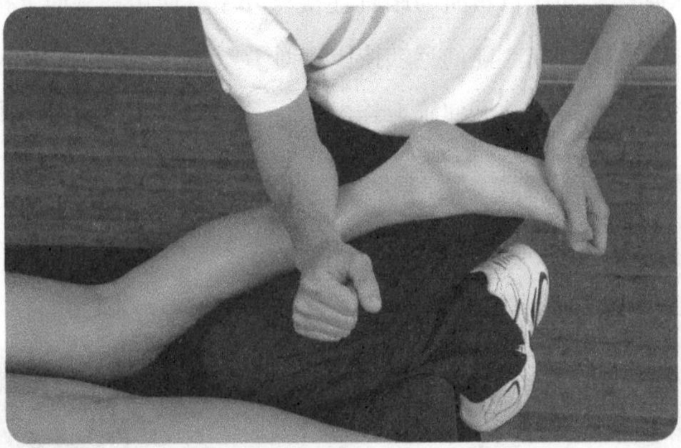

步骤2：这是非常有趣的部分！涂抹按摩油，练习被动背屈客户脚踝的同时，使用前臂按压技术。使用该技术的诀窍是保持前臂施力，从小腿远端滑至近端的同时，背屈客户脚踝3~4次。避免按压到客户的腘窝。

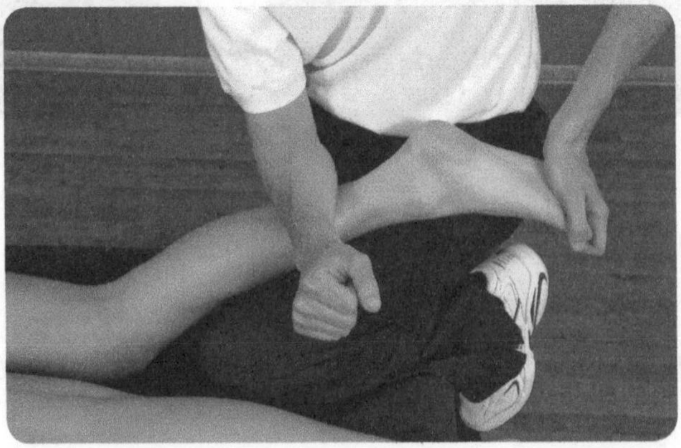

优点

- 该技术是对按压技术稍做调整，不仅可以有效按压深层组织，也可以促进腿部血液的回流

缺点

- 有些按摩治疗师会排斥在这一姿势下使用该技术

挤压小腿

步骤1：首先让客户屈膝，将脚背靠在你的肩膀上，让小腿后群肌组织被动缩短。

步骤2：按摩治疗师从靠近跟腱的位置开始，将该肌肉组织挤压拉离骨头，从脚踝向膝盖方向挤压。

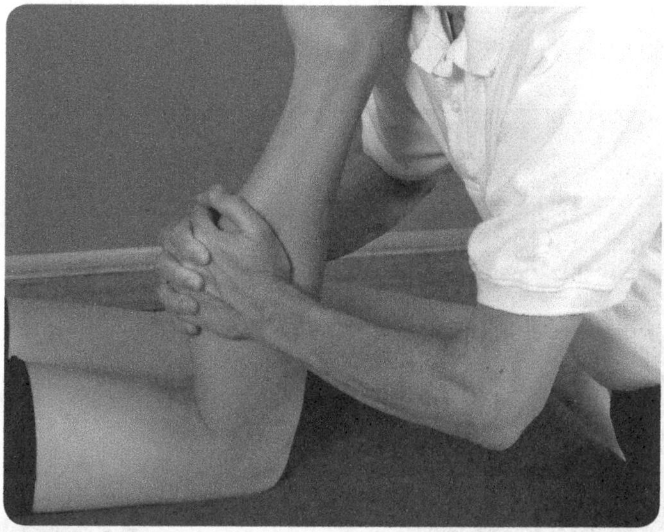

优点

- 该技术易于使用
- 采用该姿势可促进血液回流

缺点

- 按摩治疗师必须坐在按摩床边缘，尽管操作短暂，但仍然需要扭腰

使用前臂按摩腘绳肌

步骤1：确保你自己弯腰时，重心得到支撑，将你的前臂置于客户膝盖的正上方。使用你的左前臂为客户右腿的腘绳肌进行治疗。

步骤2：倾靠在客户上，前臂用力向上滑至坐骨。在客户觉得合适的大腿位置处停止。在运动按摩中，通常会一直按压至坐骨上腘绳肌的起点。为了完全按压到这些肌肉组织，客户需要穿着较短的短裤，或者需要用毛巾遮盖。

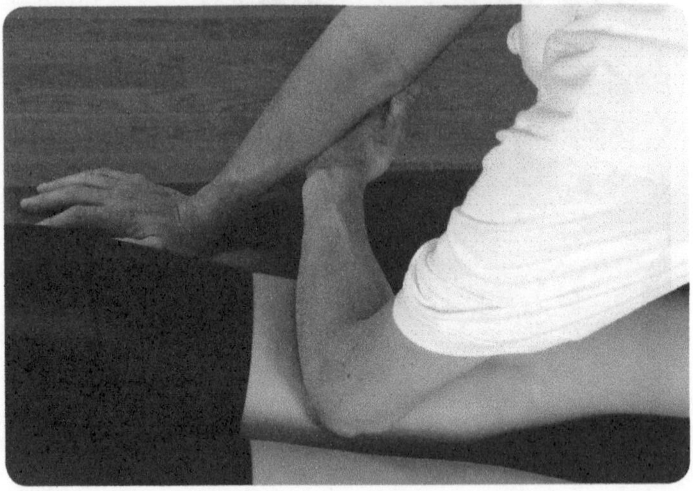

优点

- 这是采用俯卧位深层按压腘绳肌的一种非常好的方法

缺点

- 按摩治疗师必须采用大支撑面的姿势，以保持身体的重心，防止损伤

治疗经验

我曾经使用深层组织按摩技术为一名客户治疗腘绳肌，该客户是一名荡秋千演员，他相当一部分的表演需要用小腿钩在秋千上，做倒挂动作。因此，该客户两条腿的肌肉变得非常僵硬，他尝试过瑞典式按摩，但几乎没有得到任何缓解。由于客户的肌肉属于慢性紧张，刚开始时我无法使用肘部为该客户进行治疗，于是前面的几个星期我都使用前臂按摩技术为该客户提供服务，随后才将肘部深压技术安排到常规按摩方案中。

使用肘部按摩腘绳肌

步骤1：将你的肘部置于客户膝盖的正上方。

步骤2：按压该组织，慢慢向上滑至坐骨。在客户觉得合适的位置处停止，尽可能一直滑至坐骨。

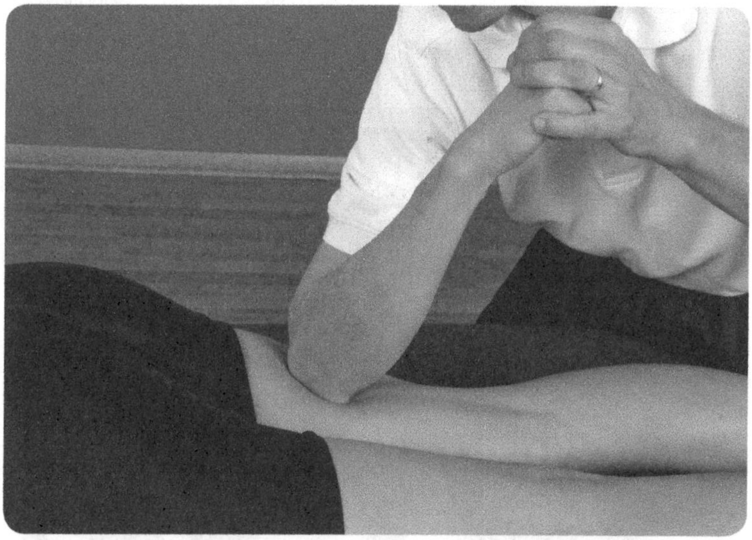

提示 如果无法持续停留在该肌肉组织的上方，请使用另一只手的虎口为肘部做引导。注意：引导的手在向臀部移动时不可碰到客户大腿内侧。

优点

- 该技术是真正深压腘绳肌特定区域的有效方法
- 使用肘部可以按压特定的紧张区域

缺点

- 按摩治疗师必须采用大支撑面站姿，并注意保持自己的姿势

按摩坐骨区域

步骤1：虽然该技术不适用于所有客户，但在可能的情况下，请尝试使用该技术深压腘绳肌的起点。帮助客户在按摩床一端摆好姿势，如有必要，可以让其趴在枕头上。如果需要，客户可以双膝跪在凳子上，提供枕头支撑他们的胸部。

步骤2：按摩治疗师使用肘部从距离坐骨约10厘米处开始，慢慢地沿腘绳肌向上滑行，直到肘部感觉碰到坐骨。该姿势不宜超过2~3分钟，只能来回按摩几次。

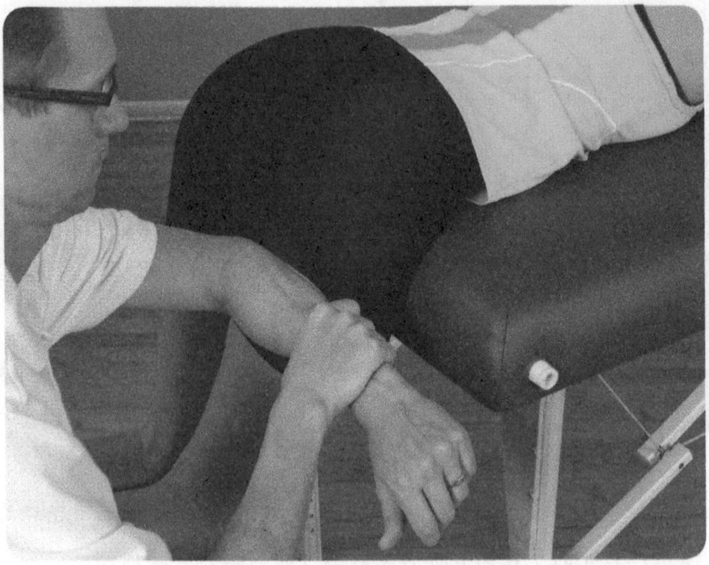

提示 如果客户能够采用跪姿，对他们来说采取这种技术会更加舒服。

优点

- 这是一种真正深压腘绳肌起点的有效方法

缺点

- 该技术仅适用于对这种不常见的姿势感到完全舒适的客户

按摩梨状肌

步骤1：要拉伸臀肌，包括梨状肌，请将你的肘部轻轻置于客户臀部，采用较大的支撑面站姿以保持重心稳定。

步骤2：在持续轻柔施力的同时，向内和向外转动客户的下肢以活动髋部。注意，客户脚部在往你的方向移动时，股骨向内转动；客户脚部在往你的相反方向移动时，股骨向外转动。

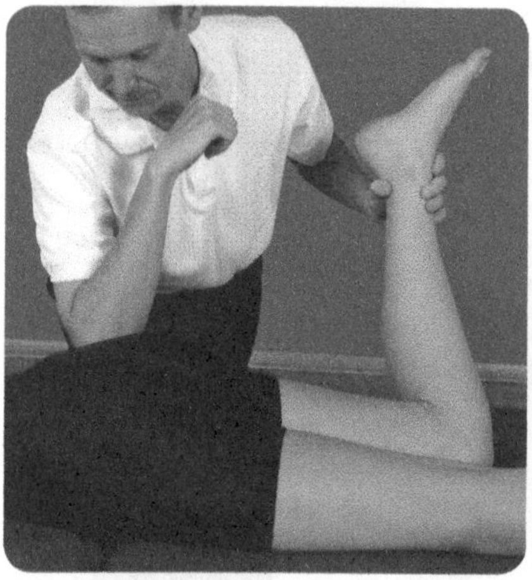

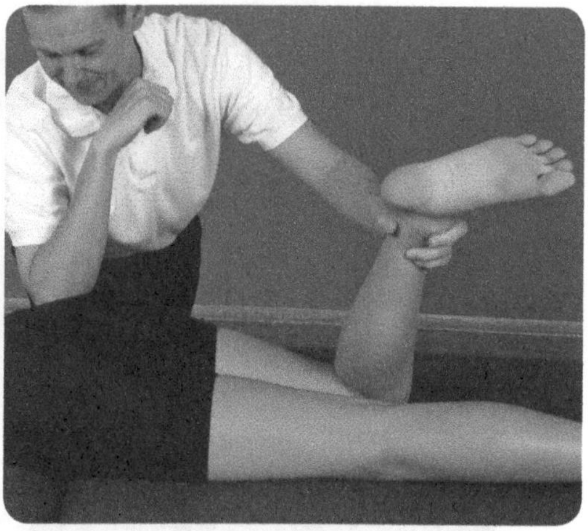

提示 由于梨状肌接近坐骨神经，很多客户对这一部位较为敏感。当然，如果按到坐骨神经，客户会感到不适。如果施力过大，客户会收缩肌肉，你的努力就会白费。使用该技术的诀窍是要确保在客户疼痛阈值内按摩该区域，不要引起肌肉痉挛。

优点

- 该技术是一种按压和拉伸臀肌的有效方法
- 易于操作

缺点

- 许多客户认为，以这种方式活动他们的髋关节，很难找到“放松”的感觉

使用拳头按压胫骨前肌

步骤1：让客户被动屈膝。

步骤2：从脚踝开始，使用拳头从客户的脚踝按摩至膝盖。该部位仅需较轻的施力便可感觉到“深按压”。

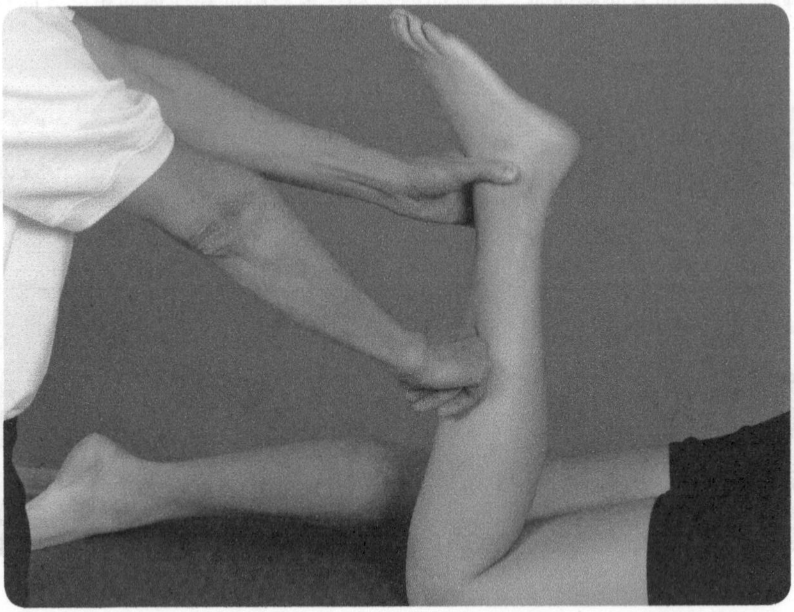

优点

- 该技术可以替代为仰卧位客户进行胫骨前肌按摩

使用拳头按摩足底

步骤：如图所示，让客户将足背平放于按摩床，按摩治疗师用手托住其足背面的同时，用拳头按压足底。

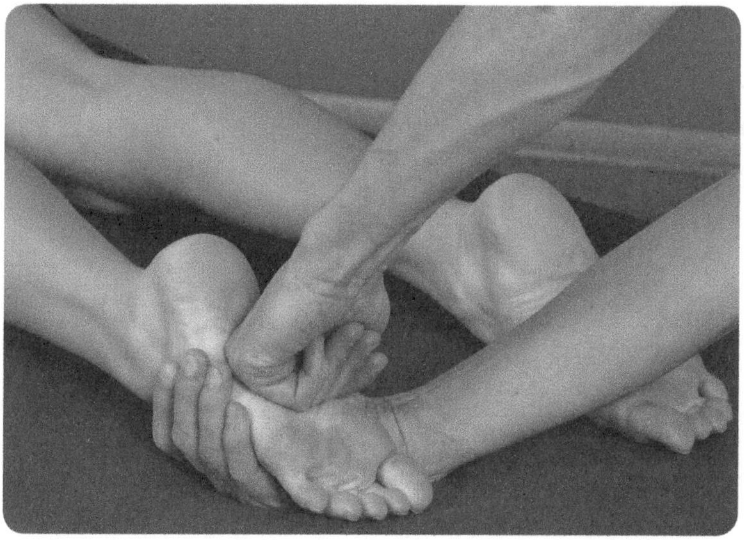

提示 如果发现该技术不够有效，那么跪下练习使用肘部按压该肌肉组织。

优点

- 该技术适用于足底治疗，对于无法接受指关节按摩该部位（易痒）的客户特别有用

小问题

1. 在四分之三卧位治疗内收肌时，还可以触及其他哪些肌肉组织？

2. 仰卧位时使用前臂或肘部治疗腘绳肌，如何将拉伸技术加进去？

3. 如何确定仰卧位时阔筋膜张肌的位置，并为其提供治疗？

4. 为采用俯卧位的客户挤压小腿时，为何要从脚踝按至膝盖？

5. 如果可能的话，使用肘部为采用俯卧位的客户治疗腘绳肌时，应该在哪个多骨结构处停止？

第7章

上肢深层组织按摩技术

这一章将通过提供相应的图片和说明，教你如何采用四分之三卧位、仰卧位和俯卧位三种不同的治疗体位，应用深层肌肉组织按摩技术治疗冈上肌、冈下肌、大圆肌和小圆肌（参见表7.1）。你还将学习如何使用这些技术治疗三角肌、肱二头肌、肱三头肌、腕伸肌和手部。众所周知，背阔肌是肩关节动作幅度最大的肌肉，因此本章将其包含在内，本章将为你介绍不同于第5章中所讲述的技术。此外，本章将从肩胛骨内侧缘周围的技术开始。很多按摩治疗师认为，通过按压菱形肌有助于他们按压非常深层的肌肉组织，即肩胛下肌。

表7.1　本章中所包含的应用深层组织按摩技术的目标肌肉

	体位		
肌肉	四分之三卧位	仰卧位	俯卧位
肩胛下肌	√	√	—
菱形肌	√	—	—
三角肌	√	—	—
背阔肌	√	—	—
肱三头肌	√	√	√
大、小圆肌	—	√	√
肱二头肌	—	√	—
腕伸肌	—	√	—
冈上肌	—	—	√

四分之三卧位可以应用很多深层组织按摩技术按摩上肢。在这些技术中，有一种可供你治疗靠按摩床一侧的肢体。该技术独一无二，本章将从这一技术开始介绍。

按摩肩胛下肌

步骤1：治疗该部位时，需要调整至四分之三卧位，客户压着手臂躺着或者肘部弯曲置于身下躺着。多数客户采用任一种姿势，都能明显露出肩胛骨内侧缘，但也有客户无法轻松地被按摩该部位。因为这些客户采用该姿势时，肩胛骨会被动内收（向脊柱内收），其菱形肌会被动缩短。

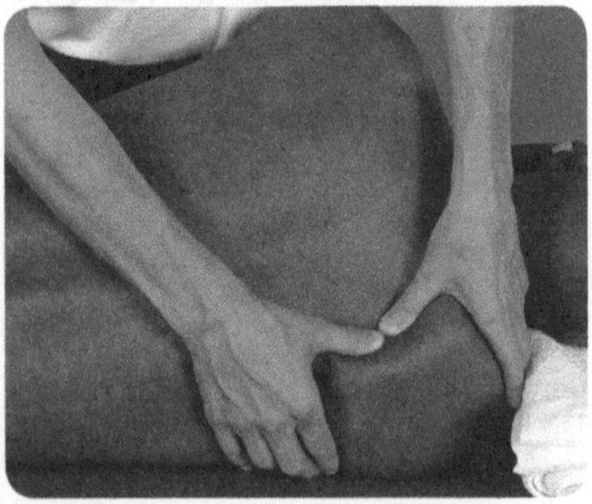

步骤2：如图所示，肩胛骨内侧缘变得明显，只需用拇指按入。通常情况下，不建议按摩治疗师按入一个拇指关节长度，特别是当关节过度柔软时。然而，在该姿势下采用这种方式按压菱形肌，只需较轻的施力，就能获得强大的杠杆力（将这种治疗方式与第156页的仰卧位技术进行比较）。

通常，肩胛下肌按压技术都是客户在俯卧位时进行的。很多按摩治疗师认为，按压斜方肌中束肌纤维和菱形肌时，作用力可以到达肩胛骨内侧缘下方的肩胛下肌。你觉得呢？

治疗经验

有两名按摩治疗师经常互相进行治疗，他们找到我，我在他们身上使用了该方法。男性按摩治疗师是体型魁梧的健美活动爱好者，平常经常抱怨其女朋友体型较小，从来都无法“按入”他感觉紧张的菱形肌。尝试第5章所述的该区域深层肌肉组织按摩技术后，我向他女朋友演示了这种不常见的治疗姿势，她与男朋友都很喜欢这种姿势。

优点

- 该技术是按压菱形肌和肩胛骨区域的一种替代方法，当使用其他方法都无效时，使用该方法会很有效

缺点

- 有些客户不适应这种卧位
- 该姿势不能保持太长时间

使用前臂按摩三角肌

步骤1：为三角肌慢性紧张的客户进行治疗难度很大。尝试握住客户的上臂以防止移动，按摩治疗师可将前臂置于三角肌的止点处。

步骤2：用力滑动整块肌肉组织，滑离肱骨头。使用肘部按压该块肌肉特定的紧张区域。

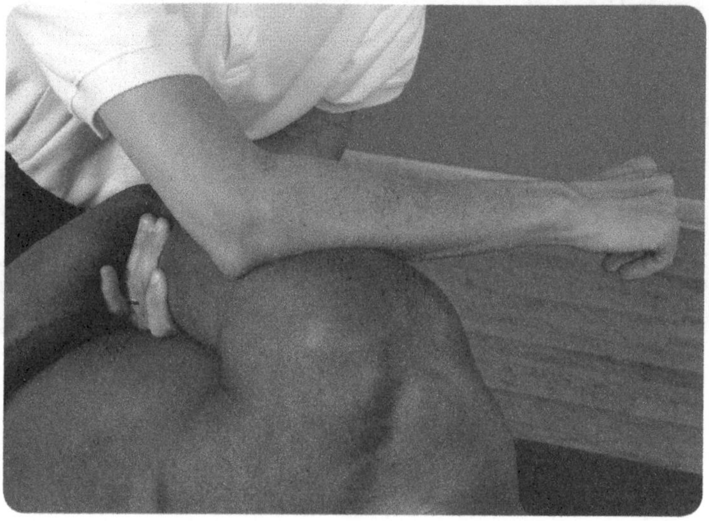

优点

- 该技术为按摩治疗师深压该块肌肉提供了强大的杠杆力

缺点

- 按摩治疗师采用该姿势向客户倾靠时，客户有时会有压迫感

按摩背阔肌

步骤1：让客户把手臂置于头顶，拉伸背阔肌。

步骤2：从客户的肩膀开始，按摩治疗师在用力滑过该小片区域时，两手掌叠加施力，身体向客户倾靠。采用该姿势，你不仅可以按压客户的背阔肌，还能按压其肱三头肌的起点，此部位比较薄弱，按压时需小心。

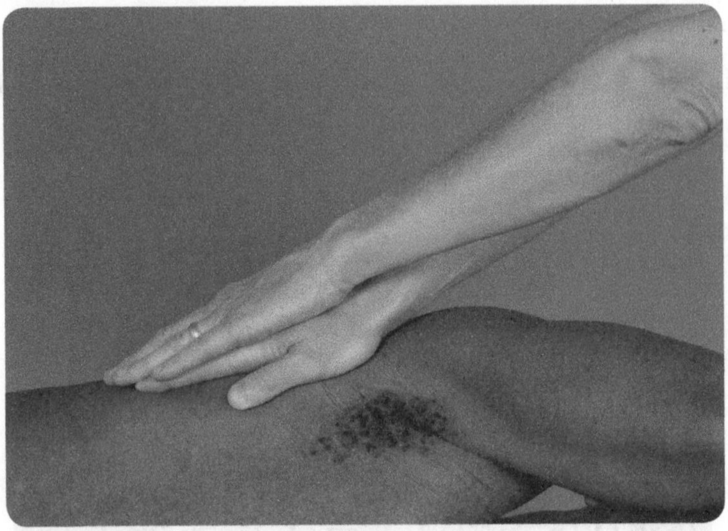

优点

- 为内收肌紧张的客户或是在日常工作生活中经常使用肱三头肌的客户进行治疗时，这是一种非常有效的深层肌肉组织按摩技术

治疗肩部后侧

步骤1：要想精确按压该区域，如图所示，先扶住客户手臂，确定起始点，再练习使用肘部轻轻地按压。

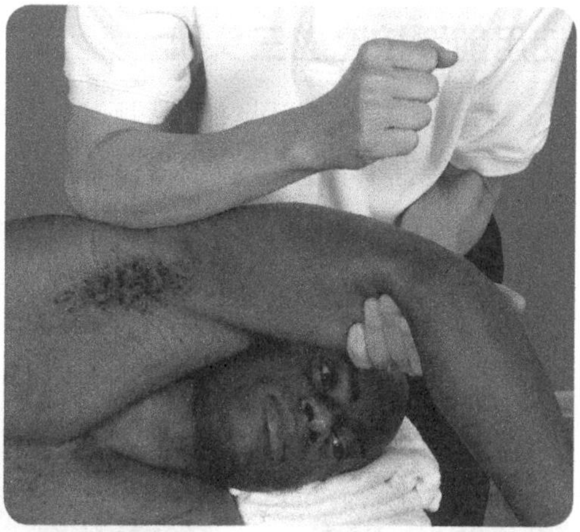

步骤2：按摩治疗师慢慢屈肘，确定要施力的位置。注意，日常按摩治疗极少包括该部位，且此部位可能较为敏感，用力需轻。

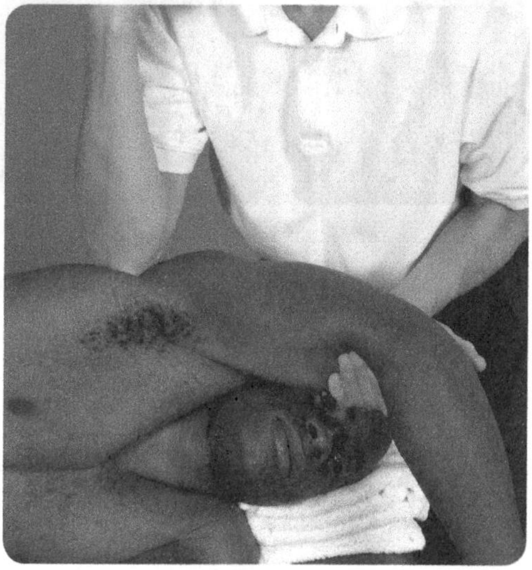

优点

- 该技术易于与使用四分之三卧位躯干的治疗技术相连接使用
- 该区域在按摩中经常被忽略，因此它是一系列肩部按摩技能的有益补充

缺点

- 为手臂较重的客户应用该技术会非常累

请尝试使用这些深层组织按摩技术，它们易于融合到常规的按摩方案中。

使用前臂按摩肱三头肌

步骤1：让客户的手臂抬至头顶，并靠在按摩治疗师的大腿上。

步骤2：身体向客户倾靠，从肘部开始，滑动至腋窝处，甚至滑过腋窝，但避免在腋窝局部按压。应用该技术的最佳方法是使用左臂治疗客户右臂的肱三头肌。如果试图用右臂来完成该技术，需注意手臂结束的位置。

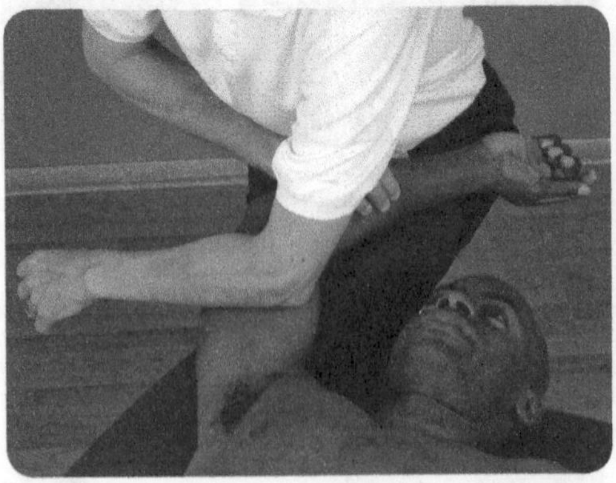

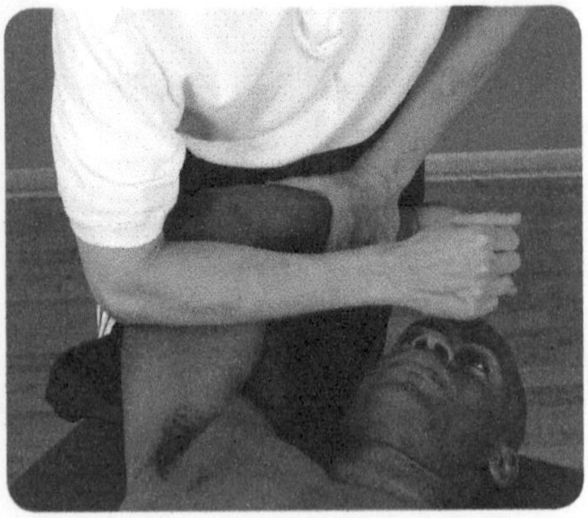

提示 如果选用的按摩床低一些，会更容易使用该技术。

优点

- 该技术易于融合到常规的按摩方案中
- 这是为肱三头肌进行深层按摩的一种非常好的方法

缺点

- 用大腿支撑客户的上肢让很多按摩治疗师感到不舒服

治疗经验

有一位网球运动员喜欢采用该姿势接受肱三头肌的治疗。他的肱三头肌很发达，我发现使用前臂在仰卧位进行该肌肉的深层组织按摩会比在俯卧位进行揉捏治疗更加容易。鉴于这块肌肉的尺寸和紧张度，使用揉捏法抓握该肌肉相当困难，而应用该技术可以实现坚实而有力的大面积按压效果，大大减轻了治疗的难度。

使用拳头按摩肱三头肌

步骤1：扶住客户的肘部，如图所示。

步骤2：用拳头按压客户的肱三头肌，从肘部按压至腋窝。采用该姿势时，避免局部深压腋窝。

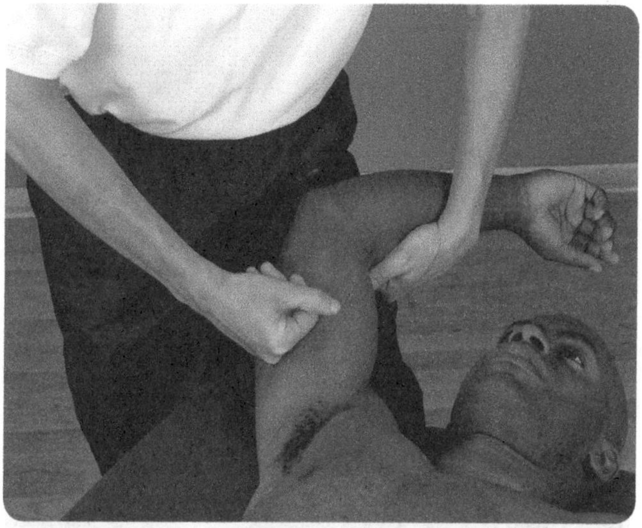

提示 如果在滑动按压的同时轻柔牵引该手臂，则会在治疗过程中增加拉伸效果。

优点

- 该技术易于融合到常规的按摩方案中
- 可以改变拳头的姿势，紧接着按压胸大肌的肌纤维

缺点

- 应用该技术为手臂较重的客户进行治疗可能会非常累

使用指关节按摩肩胛骨外侧缘

步骤1：外展客户的手臂，确定肩胛骨外侧缘上大圆肌和小圆肌的起点。

步骤2：使用指关节按压这些肌肉组织，甚至到肩胛骨前面，试图按压肩胛下肌。避免局部按压腋窝。沿着肩胛骨边缘按压时，需要较轻地施力。

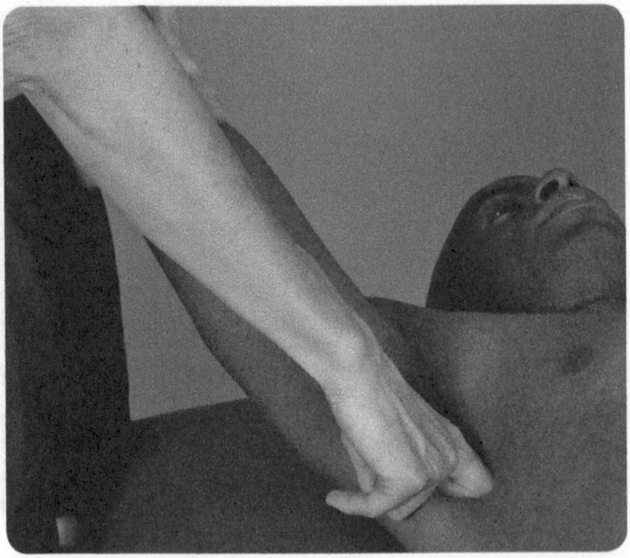

优点

- 该技术是深压大圆肌和小圆肌的一种非常有用的技术，该部位的治疗也经常被忽略
- 有些按摩治疗师认为，该技术有助于他们按摩肩胛下肌

缺点

- 很难保持指关节的线性排列，因此使用指关节并不是理想的方法

使用拳头按摩肱二头肌

步骤1：对于需要深压肱二头肌的客户，除了使用揉捏技术外，还可以尝试使用拳头按摩该肌肉组织。握住客户的手腕，从肘部上方开始。

步骤2：身体向前倾靠，按摩治疗师用拳头按压客户的该块肌肉，慢慢滑至肩膀。注意，如果轻轻牵引客户的该侧手臂，能在这个按压技术中增加拉伸的效果。但是要做到这点，牵引肘部时，请尝试握住客户的腕关节或腕关节上方，以便更好地牵拉肘关节。

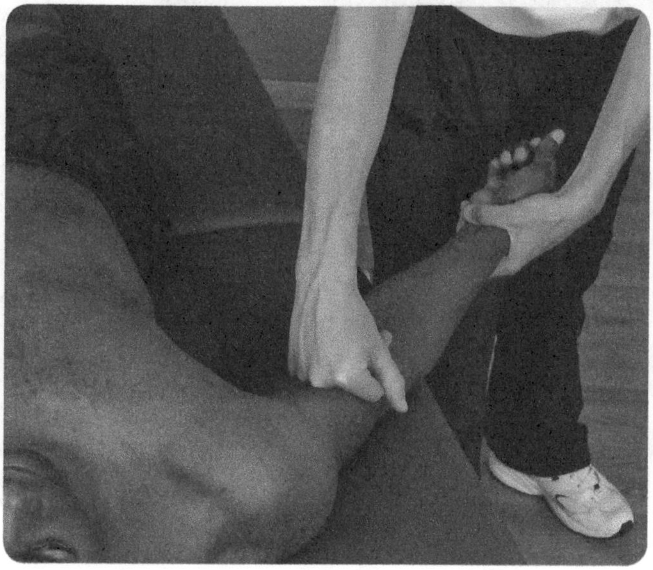

优点

- 这为喜欢深压却又因肱二头肌太大而无法采用揉捏法的客户提供了一种新的技术
- 可以轻松融入牵引技术以拉伸组织

缺点

- 按摩治疗师只需要牵引到客户的肘关节，而不用同时牵引到其手腕

使用拳头按摩腕伸肌

步骤1：如有必要，在客户的前臂下方垫上毛巾。

步骤2：从客户的腕关节正上方开始，按摩治疗师使用拳头慢慢深压入伸肌，向上按摩至肘关节，避免按压肱骨的外侧髁。注意，如果稍减一些拳头的接触面积，可能会大大增加施力。在下图中，按摩治疗师正在使用指骨平直按压客户的皮肤；如果按摩治疗师握紧拳头，会通过近端指间关节更加深入按压组织。

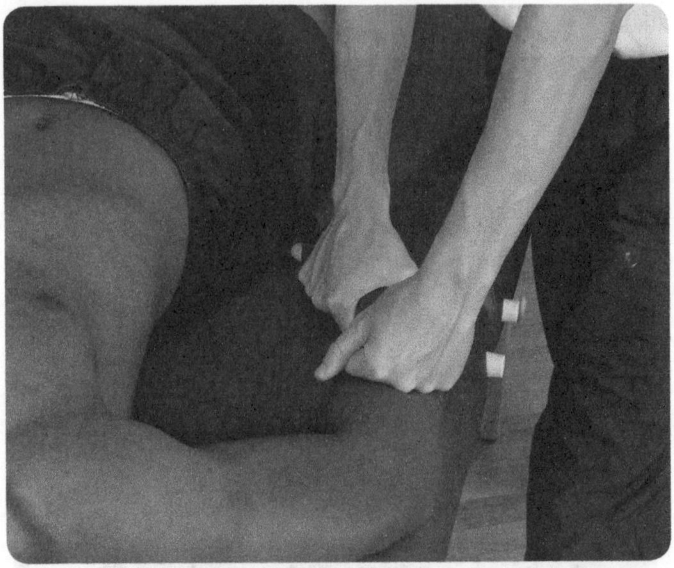

提示 还有一种替代方法，按摩治疗师可以选择面向客户跪下（或采用大支撑面站姿），练习使用右前臂按压客户的右前臂伸肌。

优点

- 该技术易于操作，方便融合到常规的按摩方案中

使用拳头按摩手掌

步骤1：用手指为客户进行治疗非常有诱惑力，因此最好能够多采用其他的技术替代这种方法。从手部开始按摩是一个很好的开始。采用双方都觉得舒适的方式握住客户。在所展示的示例中，按摩治疗师选择坐在按摩床边缘，将客户的手部置于折叠毛巾上。

步骤2：如图所示，用手扶住客户的手背，将自己的拳头轻轻地置于客户的掌心，在扭压皮肤时拉伸和按压组织。注意，该区域几乎不需要涂抹按摩油。使用拳头按入客户手掌的大、小鱼际的隆起点，外展客户拇指，帮助其拉伸鱼际隆起点。或者，当拳头按入客户的手掌时，让客户尽可能伸展其手指。仅按摩手掌肌肉丰富的区域，避免直接按压客户的掌指关节和指间关节。

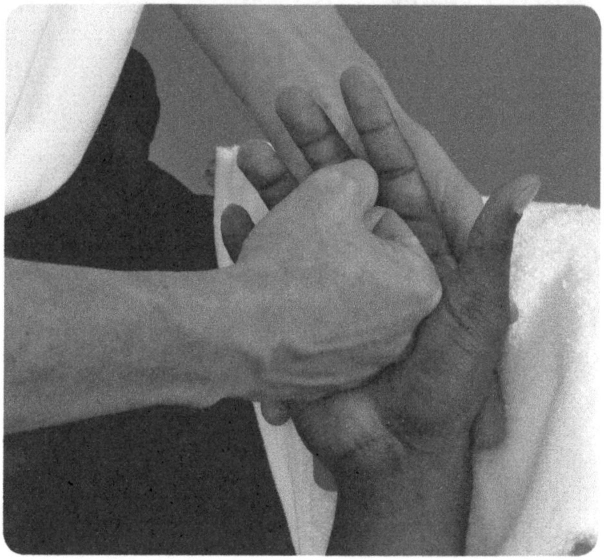

优点

- 该技术是代替使用手指按摩小区域的好方法

挤压手掌

步骤： 练习用双手按摩客户手部肌肉丰富的区域。

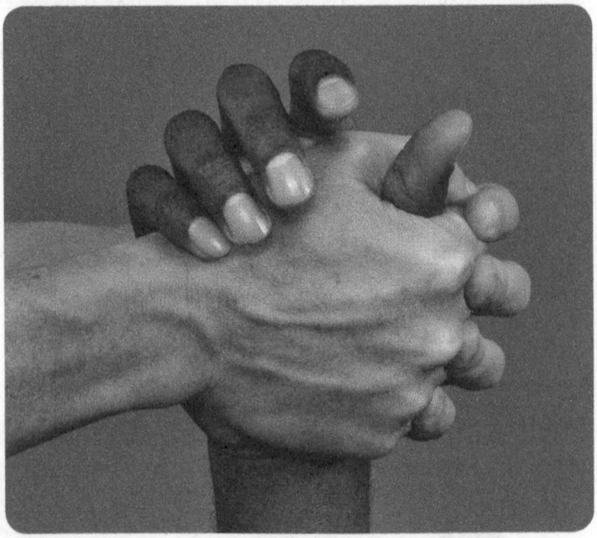

优点

- 该技术有助于避免小区域治疗时按摩治疗师手指的过度使用

这里额外提供了一些采用俯卧位为客户治疗上肢时不常用的深层肌肉组织按摩技术。

按摩冈上肌

步骤1：该技术是局部深压颈部和肩膀肌肉丰富区域的一种非常好的方法。例如，治疗冈上肌时，按压该块肌肉组织的同时也能够舒缓斜方肌上束肌纤维。确定冈上肌的位置，轻轻地将按摩工具置于其上。按摩工具同样可以很好地按压在斜方肌上。

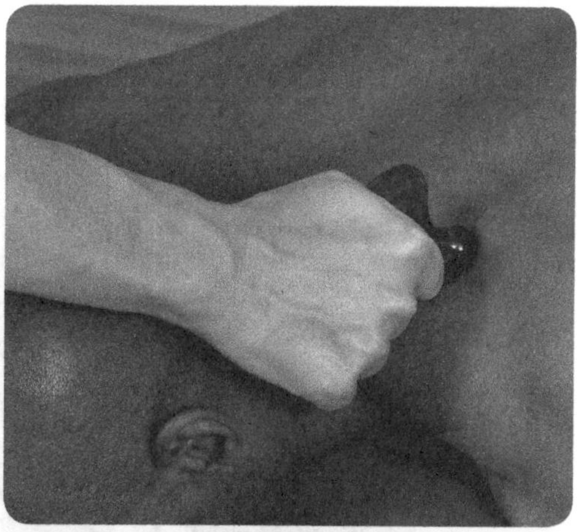

步骤2：按压这些区域能够最大限度地帮助客户减轻该区域的肌肉紧张。客户应该会反映有“令人愉快的疼痛”感，这种感觉可以被接受并会在几分钟内减轻。取掉按摩工具，使用轻抚法和揉捏法舒缓该区域，再重复按摩该区域或移至其他点。

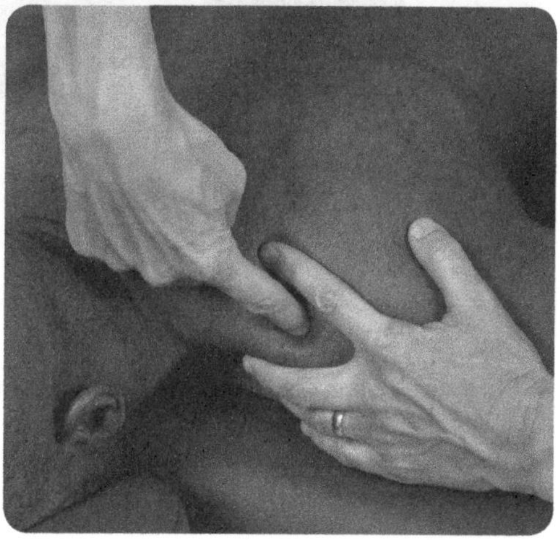

提示 要确定俯卧位冈上肌的位置，找到锁骨与肩峰连接处所形成的V形。

优点

- 该技术是让按摩治疗师摆脱使用拇指局部深压该区域习惯的一种聪明的方法
- 大多数客户无法分辨使用按摩工具和按摩治疗师使用拇指两者之间施力的差异

缺点

- 使用按摩工具需要通过不断练习进行熟悉

寻找大、小圆肌的位置

步骤1：刚开始让客户处于俯卧位对其敏感区域进行治疗时，按摩治疗师可跪在按摩床一侧，外展客户手臂，练习寻找肩胛骨外侧缘位置。你可以按摩到大圆肌和小圆肌，以及肱三头肌和三角肌的后束肌纤维。

步骤2：双手拇指重叠用力，轻轻按压该区域周围。

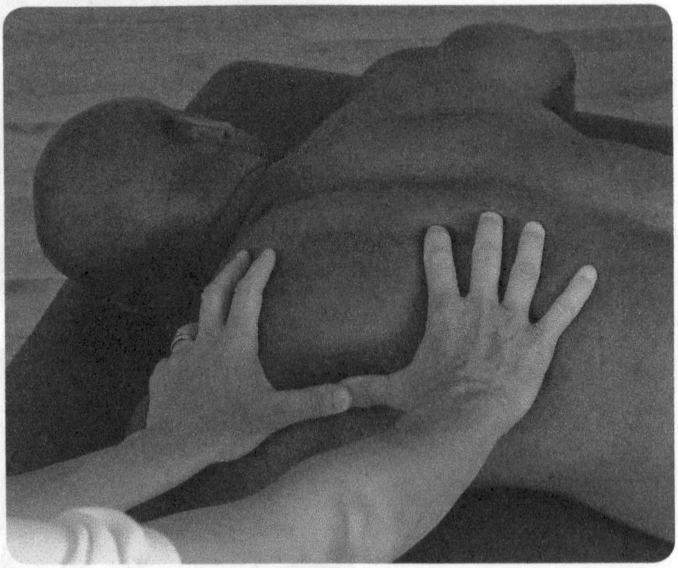

优点

- 该技术仅需较轻地施力，易于应用到常被忽略的区域

缺点

- 该技术需要选择性地使用，因为不建议按摩治疗师在该姿势下通过拇指关节持续施力
- 并非所有按摩治疗师都愿意采用跪姿使用该技术

按摩肩部后侧

步骤1：按摩治疗师跪在按摩床一侧，轻轻地外展客户手臂。

步骤2：涂抹按摩油，滑过客户的肱三头肌近端，并进入肩部后侧。如果感觉手法过重，仅需使用前臂滑过肱三头肌，用深度轻抚法按压该肌肉组织。

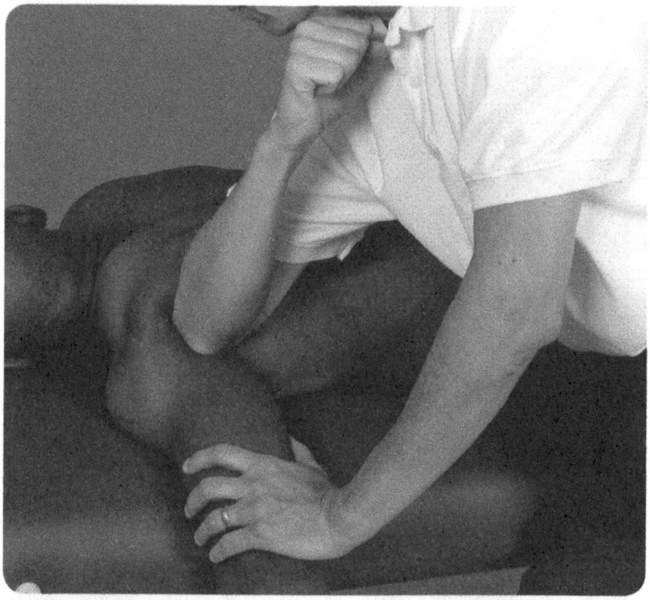

优点

- 该技术易于融合到常规的按摩方案中
- 易于调整，按摩治疗师可使用肘部或前臂来提供服务
- 可以同时轻轻牵引以进一步拉伸该组织

缺点

- 并非所有按摩治疗师都对跪着使用该技术感到舒适

牵引盂肱关节

步骤1：该技术是按压和拉伸盂肱关节周围组织的一种很好的方法。按摩治疗师跪在按摩床一侧，扶住客户外展的手臂。

步骤2：通过手掌按压，同时牵引该关节。练习时，按摩治疗师的手掌可以从客户的肘部向上滑至肱三头肌，同时轻轻牵引客户的手臂，至腋窝后方处停止。

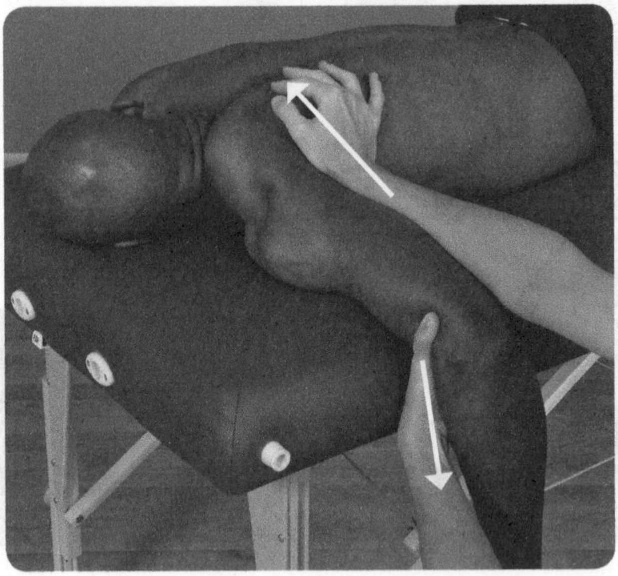

提示 要实现非常深度的按压和拉伸，可涂抹少量按摩油，然后在该区域上方盖一块面巾。隔着面巾使用该技术，转动手部，同时伸展和按压该组织。

优点

- 该技术是拉伸和按压肩膀该部位肌肉组织的一种简单的方法

缺点

- 并非所有按摩治疗师都对跪着使用该技术感到舒适

使用前臂按摩腕伸肌

步骤1：按摩治疗师跪在按摩床的一端，客户的姿势如图所示，手腕略微伸出按摩床。

步骤2：从客户的手腕滑至肘部，使用前臂轻轻地按压该组织。注意，可以让伸出按摩床的手进行伸展或弯曲来改变按压的强度。这与第140页介绍的技术类似，其中，客户采用俯卧位，按摩治疗师使用前臂经过小腿后群肌时客户踝关节背屈。

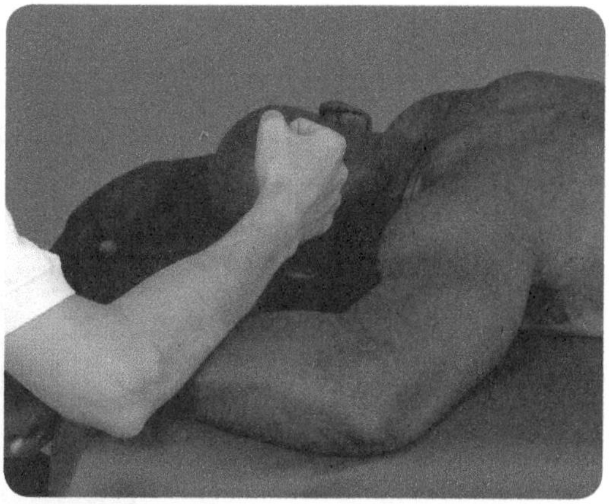

优点

- 该技术是俯卧位用力按压前臂伸肌的一种简单方法

缺点

- 并非所有按摩治疗师都对跪着使用该技术感到舒适

治疗经验

我为一名热爱骑摩托车的客户进行治疗时，使用该方法为该客户治疗手腕伸肌。长时间骑行导致他的前臂肌肉紧张，他本人更倾向于俯卧位接受前臂深层组织按摩，他觉得这会比采用仰卧位更有效。

使用肘部按摩冈下肌

步骤1：众所周知，冈下肌起于肩胛骨背面的冈下窝。这个部位常出现敏感的扳机点，特别是在肌肉的中心位置。确定其中一点的位置，轻轻地将肘部置于此。

步骤2：按摩治疗师慢慢地靠在该点上方，注意要轻轻地施力。保持约一分钟，这是足以让客户消除不适的时长。舒缓该区域，并在同一点或不同点重复使用该技术。注意，如果客户感到紧张，则表示按摩治疗师施力过重，需要舒缓该区域，再重新开始。

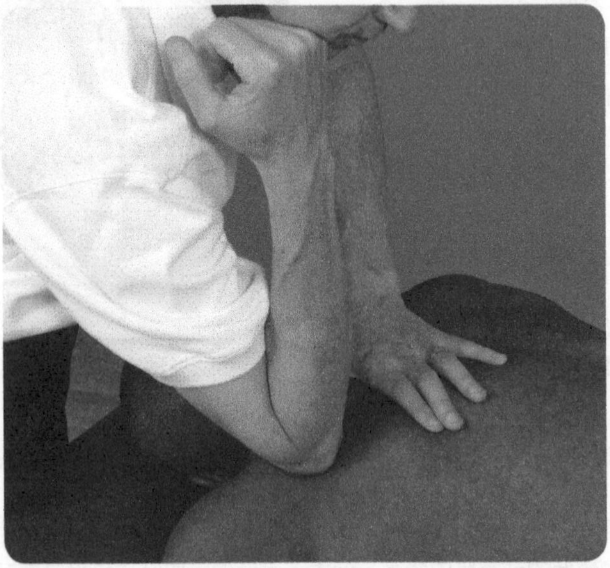

优点

- 该技术是在瑞典式按摩中轻抚法的基础上，增加了为该肌肉组织进行深层组织按摩的一种好方法

缺点

- 确定该肌肉上扳机点的位置需要反复练习

小问题

1. 需要通过按压哪些肌肉组织可以治疗四分之三卧位的肩胛下肌？

2. 使用前臂或拳头在仰卧位为肱三头肌提供治疗时，应该避免深压哪些局部结构？

3. 可以使用哪两种技术为采用仰卧位的客户提供手部治疗，以避免过度使用手指按压该区域？

4. 如何确定采用俯卧位客户的冈上肌位置？

5. 如果在俯卧位按压冈下肌时客户感到紧张，该怎么办？

第四部分

深层组织按摩流程和方案

前面所学的技术与大家的按摩实践密切相关，因此在这一部分重点要讨论这些技术的实际应用。从前面的内容里挑选出了一些按压和拉伸技术来组成常规的按摩方案，举一些例子来说明，如何将四分之三卧位、仰卧位或俯卧位的新技术融合到全身按摩的方案中。此外，还包括如何收集一个客户的既往信息，特别是与深层组织按摩应用有关的问题。通过3个案例研究阐明了这种按摩方式的应用范围。这里所列举的方案主要起到教学作用，并不具规定性作用，只是展示在第5章、第6章和第7章中所学一些技术的应用。运用书中这一部分的思路，可帮助大家从书中选择自己喜欢并且最有用的技术，排列组合并形成自己的常规按摩方案。

第8章

深层组织按摩方案的制定

在最后一章，本书将从确定深层组织按摩是否适合潜在客户的相关问题开始。随后将介绍一些技巧，帮助大家在常规治疗时间内掌握使用这种按摩技术。本章主要介绍为四分之三卧位、仰卧位和俯卧位客户进行治疗的顺序建议。最开始学习的时候，你可以采用这种顺序，掌握后，就可以从前面内容中选择一些技术，调整方案中的顺序。本章将通过三个案例——一位女性健美运动员、一位跑步爱好者，以及一位手腕损伤后康复的客户，详细介绍深层肌肉组织按摩技术如何在实际中应用。

初始问题

正如你将从本章后面的案例研究中所看到的，并非所有客户都会主动要求进行深层组织按摩。很多情况下，是按摩治疗师而非客户决定这种按摩形式是否比一般瑞典式按摩更加有效——可能会产生更好的治疗效果。客户明确要求接受深层组织按摩时，在提供服务前除了询问客户病史外，还必须询问一些问题。你不必询问客户所有的问题，而应该根据实际情况调整问题，从中选择一些与客户相关的问题，使用你自己的语言自如表达出来。

提示 要了解更多有关如何获取客户病史的信息，请参见简·约翰逊的《体育运动中的软组织放松术》（中文版由人民邮电出版社出版）。

前6个问题针对之前接受过深层组织按摩的新客户，第7个问题应该针对所有希望接受深层组织按摩的客户。

1. 接受深层组织按摩的原因是什么？

这个问题能让你了解客户希望再次接受深层组织按摩的原因，他们对你提供的深层组织按摩治疗抱有什么期望。是因为他们之前发现该按摩能带来愉快的感觉，想要接受深层组织按摩？或只是因为他们想要这种按摩？或是因为有的按摩治疗师针对客户的特殊情况建议他们接受深层组织按摩，他们也认为应该接受深层组织按摩？客户因运动损伤而寻求深层组织按摩获得康复也十分常见。有的按摩治疗师认为，解决肌肉或髂胫束紧张的唯一方案是接受深层组织按摩。

2. 由谁提供按摩？治疗的原因是什么？

了解由谁提供该治疗，有何效果。该治疗是否针对某种特定情况，如是否针对关节受限或肌肉特别紧张的情况？如果是这样，那么这是客户想要再次接受治疗的部位吗？或者这只是之前的按摩治疗师偏好使用的技术？

3. 是如何进行按摩的？

虽然你无法精确复制另一名按摩治疗师的治疗风格和按摩方案，你或许也不希望这样做，那么就需要了解哪些东西在什么时候能够起到重要作用。使用技术时涂抹按摩油了吗？还是隔着衣服进行坐式按摩的？

4. 最近的一次治疗是在什么时候进行的？

客户什么时候接受过治疗？上个星期？上个月？去年？如果距离上次治疗时间很久，比如说一年多，之后客户便没有再接受过任何治疗，也应询问是什么原因。客户太忙了？是否有什么疾病或禁忌？还是有什么事情让客户不再接受按摩？也许客户从采用“没有疼痛就没有效果”的按摩治疗师那里接受第一次深层组织按摩时，可能觉得这种按摩方式太过深而放弃。甚至他们可能在接受治疗时出现了瘀伤。如果不是这样，可以了解他们为什么不愿再次接受治疗。有的客户可能需要数月或更长时间才会寻求另一位按摩治疗师提供治疗。在这种情况下，必须特别注意获取和保持与客户之间的联系，保证客户不再遭受深层组织按摩所带来的疼痛。相反，你也可能会碰到一位享受深层组织按摩的客户。无论在哪种情况下，都要了解与治疗相关的更多信息。

5. 以前的治疗感觉如何？客户喜欢吗？

如果客户之前接受过深层组织按摩，并非常享受，可以尝试再次采用该疗法，甚至对这种治疗方法进行进一步改善。你会发现，了解有关治疗的信息越多越好。按摩肌肉组织是否足够深？客户特别喜欢或不喜欢在哪个部位进行深层组织按摩？如果客户回答："我喜欢，但是腿部会疼痛"，这提示了进一步的问题。客户所说的腿部是什么意思——如解剖学中定义的从膝盖到脚踝的区域，还是整个下肢？是腿部前侧还是后侧，或是两侧都疼痛？客户通常能够在一个答案中提供大量信息。例如，他们可能会说："腿部前面疼痛，按摩治疗师说可能是由于我在这星期跑步比较多的原因，我告诉他疼，他使用较轻的施力进行治疗，之后我就好多了。"按摩治疗师可以从中收集到更多有用的信息。

6. 客户接受治疗后有什么感觉？

我们希望客户在接受治疗后都能够表达出积极的感受，如说"我感觉很好。感觉更好了，我的肩膀不再僵硬"。虽然，这不是全部回应，但是也需要知道他们是否有任何不良反应，如瘀伤、延迟性肌肉酸痛或头晕。如果他们反映，"很好，但有几天感到疼痛"，这就引起另一个问题，为什么回来再次接受深层组织按摩？他们想要这种疼痛的感觉吗？他们认为需要感到疼痛治疗才会有效？还是他们希望享受这次深层组织按摩不再有疼痛感呢？

7. 客户想从这次的治疗中获得什么？

客户想要身体的所有部位都接受深层组织按摩吗？或者是否身体哪个部分不想接受深层组织按摩？（参见第193页案例研究"客户A"，有此类偏好的客户示例。）阅读了第24页提供的安全指南后，你会了解不应对有些区域或结构使用深层组织按摩技术。然而，客户可能会反应不喜欢将此技术应用到股四头肌按摩中，但是喜欢应用于腘绳肌按摩中。

测 试

如果过程中采用深层组织按摩帮助客户改善关节活动范围，会发现先测试该区域，再使用深层组织按摩技术（或结合其他治疗方式），随后再次测试该关节采取哪种方式会更好。执行哪些测试主要取决于你正在治疗的是哪个关节。例如，如果是膝关节，就需要测试弯曲和伸展；如果是脚踝，就需要测试跖屈和背屈，以及内翻和外翻。

大多数有关肌肉骨骼评估的教科书中都包含了关节测试的信息。欲学习关节活动范围的相关内容，请参见由沃尔特·B. 格林和詹姆斯·D. 赫克曼所编，并由美国骨科医师协会出版的《关节活动度的临床测量》。

有关按摩时长的注意事项

大多数瑞典式按摩持续一个小时。深层组织按摩需要缓慢控制抓握、手法和拉伸技术，因此需要更长的时间。如果你使用第5章、第6章和第7章中所有的技术，有必要认真慢慢地使用这些手法，那么你提供的治疗将会持续很长时间。你可能试图采用与瑞典式按摩一样快的速度使用这些手法，这会适得其反，通常会导致疼痛。那么，如何处理时长的问题？至少要考虑三种可能性。

- 同意单次为整个身体提供治疗，但仅对身体某个部分提供深层组织按摩技术，如腿后侧。特别是第一次将这些技术结合到治疗中时，这个主意非常好。
- 在单次治疗期间，只治疗身体的某一部分。客户只想治疗某一特定部分以便解决特定问题（如颈部和肩部僵硬）时，该方法非常有用。但是，也应注意避免过度按摩该区域。
- 提供更长时间的按摩。对于客户或按摩治疗师而言均不可取，当然对于客户而言治疗费用将更加昂贵。此外，从生理学的角度来看，较长时间的治疗并不会产生更好的效果。深层组织按摩持续90~120分钟会让客户感到疲惫，而非放松。但是，有些按摩治疗师为吸引客户会提供更长时间的服务以满足客户的需要。

正如你在第2章（第32页为客户提供治疗的提示）中所学到的，随着治疗的进行，无论客户立即或逐渐“改变”，治疗结束后其肌肉紧张度比刚开始时都明显缓解了。治疗结束时无需使劲按压，此时该组织已经相当柔软。

你还可观察到的另外两个有趣的现象是，首先客户变得更加适应随后的深层组织按摩治疗——他们的忍耐力提高了。其次，他们的身体似乎做出了积极的反应。例如，按压扳机点时，会比首次开始使用该按压技术时更加容易降低肌肉紧张度。

提示 假如客户在家做主动拉伸动作能够显著提高治疗效果，并且结果包括克服肌肉不均衡情况或改善姿势。深层组织按摩有助于拉伸和延长肌肉，然而，如果客户再次采用出现问题的姿势时，其效果会被抵消。要求客户改变他们的姿势，并且做些肌肉拉伸动作，能够对治疗起到辅助作用。

练习常规按摩方案

如你所知，按摩是一种机动灵活的治疗方式，硬要按摩治疗师确定一套按摩方案似乎不太明智。尽管所接受的培训相似，但你会选择自己感觉最舒适且自然的按摩技术，采用不同于同事的按摩方案。这里介绍的方案实例旨在帮助你练习将技术整合到治疗中，而不是作为孤立的步骤。如果不喜欢某个特定的步骤，就弃用该步骤。随着完成每一个方案，练习使用每种技术，以及练习如何将这些技术与你常用的手法相连接。记住，你可以在第5章、第6章和第7章中找到所有技术的详细说明（附带提示）。

很多按摩治疗师最初会发现，许多深层组织按摩技术涉及活动客户的四肢，难以得到流畅而一致的应用，大多数按摩治疗师习惯于客户不涉及移动身体并且采用仰卧位或仰卧位接受治疗。随着练习的进行，你会发现，可以在按摩时轻松地被动移动客户四肢，并且在移动时四肢完全放松。在这些方案中帮助你练习如何提起、抓握和移动肢体，并且你和客户双方都感觉舒适。

你需要知道，按摩方案中的每个步骤都需要时间。建议的时间仅供参考。你可能会发现，完成第176~177页的示例清单非常有帮助。完成清单后，可以做个评估，并选择将要结合到自己治疗的技术，调整按摩方案以适应客户的需求。

提示 始终保持按摩油和面巾（或小毛巾）位于触手可及的地方。你可能会发现，在跪着使用某些技术时，在膝盖下方垫个靠垫非常有帮助。还需要练习借助按摩工具，以便准确按压某些肌肉。

方案清单

你可能发现，完成每个方案清单都非常有帮助。完成后，确定你喜欢的技术、想弃用的技术，以及哪些需要花费更长时间练习的技术等等。注意，本书为你提供身体左侧（L）和右侧（R）的空白评论栏，因为你可能会发现，将某个技术应用于身体某一侧和另一侧会有所区别。在这种情况下，你需要问问自己，操作中应该做点什么来改变。

姿势　**用时**　**注释**

四分之三卧位

1. 使用前臂按摩斜方肌上束		L: R:
2. 使用肘部按摩肩胛提肌		L: R:
3. 拉伸背阔肌		L: R:
4. 治疗肩部后侧		L: R:
5. 使用前臂按摩腰方肌		L: R:
6. 使用肘部按摩腰方肌		L: R:
7. 治疗跟腱		L: R:
8. 使用拳头按摩小腿内侧		L: R:
9. 使用肘部按摩小腿内侧		L: R:
10. 使用前臂按摩大腿内收肌		L: R:
11. 使用前臂按摩 ITB		L: R:
12. 使用肘部按摩臀肌		L: R:

仰卧位

1. 使用肘部按摩胫骨前肌		L: R:
2. 使用前臂按摩股四头肌		L: R:
3. 使用前臂按摩 ITB		L: R:
4. 使用前臂按摩大腿内收肌		L: R:
5. 挤压小腿		L: R:
6. 使用前臂按摩小腿		L: R:
7. 使用前臂按摩腘绳肌		L: R:
8. 挤压手掌		L: R:
9. 使用拳头按摩肱二头肌		L: R:

（续）

姿势	用时	注释
仰卧位（续）		
10. 使用前臂按摩肱三头肌		L： R：
11. 使用拳头按摩胸肌		L： R：
12. 使用工具按摩斜方肌		L： R：
13. 使用指腹按摩颈肌		L： R：
14. 使用指腹按摩枕骨区域		L： R：
俯卧位		
1. 使用前臂按摩小腿		L： R：
2. 使用前臂松解软组织		L： R：
3. 使用肘部按摩小腿		L： R：
4. 挤压小腿		L： R：
5. 使用拳头按摩胫骨前肌		L： R：
6. 使用前臂按摩腘绳肌		L： R：
7. 使用肘部按摩腘绳肌		L： R：
8. 按摩梨状肌		L： R：
9. 使用前臂按摩腕伸肌		L： R：
10. 按摩肩部后侧		L： R：
11. 牵引盂肱关节		L： R：
12. 横向拉伸竖脊肌		L： R：
13. 拉伸斜方肌		L： R：
14. 使用前臂按摩斜方肌		L： R：
15. 按摩冈上肌		L： R：
16. 使用指腹按摩颈肌		L： R：

四分之三卧位

该常规治疗方案包括12个部位：上半身6个，下半身6个。上半身的6个部位从颈部开始至腰部。下半身的6个部位从脚踝按摩至臀部。如果每个部位按压5分钟，整个治疗过程需要一个小时。但是，这仅仅只治疗了身体的一侧，另一侧也需要按压。当你使用右臂为身体一侧应用某种技术治疗觉得舒服，使用左臂为身体另一侧进行相同的技术治疗可能会感到别扭（刚开始时）。因此，最好的方法是每种技术仅用几分钟，然后让客户翻身，为另一侧身体应用相同技术进行按摩。你会发现，与单侧按摩一样，为身体两侧进行这12个部位的按摩，用时也是60分钟。使用这些技术按摩时，要记一下开始的时间。

1. 使用前臂按摩斜方肌上束

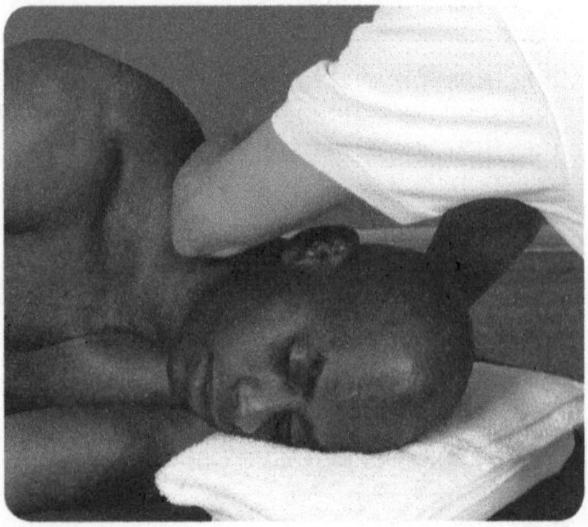

首先确定客户斜方肌上束肌肉丰富的区域，按压该位置。摇晃前臂，观察客户的反应，确定最佳的施力位置。

问：使用该技术时，如何支撑自己的腰背部？将一只手撑在桌子上吗？还是蹲着或跪着？

问：你应该站、半蹲或跪在客户的什么位置合适？

接下来，在客户斜方肌上束和肩膀上涂抹按摩油，采用常用的按摩技术，而客户采用不常见的治疗姿势。涂抹按摩油时，轻触其颈椎、肩胛冈，以及肩峰。这些均是多骨点，应避免用力施压。准备好后，按摩治疗师用前臂轻抚按摩。

问：哪个按摩走向感觉更好呢？从头部扫至肩胛骨，还是从肩胛骨扫至头部？

2. 使用肘部按摩肩胛提肌

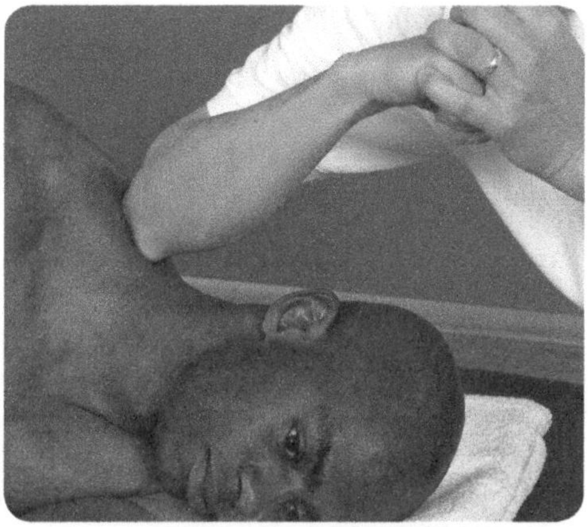

轻触肩胛骨上的肩胛提肌止点处。用面巾或小毛巾遮盖该区域，肘部轻轻施力。（图中，为了识别施力的位置，我们去掉了面巾。）

问：改变肘关节的角度时，会发生什么情况？

取走面巾，舒缓按摩的区域。

3. 拉伸背阔肌

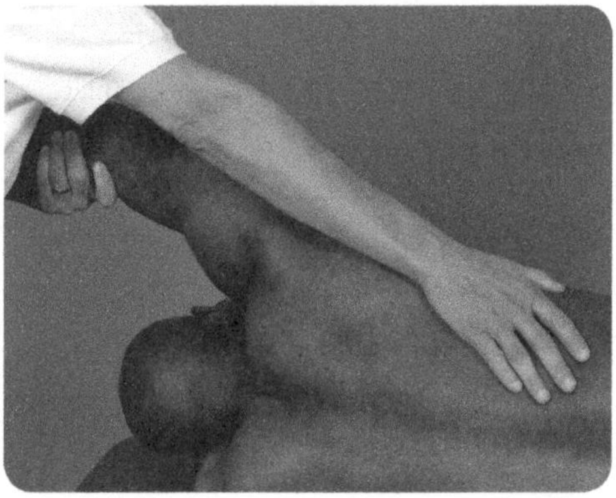

在按摩治疗师手上和客户的肩部涂抹按摩油。在客户躯干涂抹按摩油前，先进行拉伸（如图所示），接着涂上按摩油拉伸，最后在该区域上盖上面巾，隔着面巾进行拉伸和按压。

问：哪种拉伸效果最佳，涂抹按摩油，还是隔着面巾？

4. 治疗肩部后侧

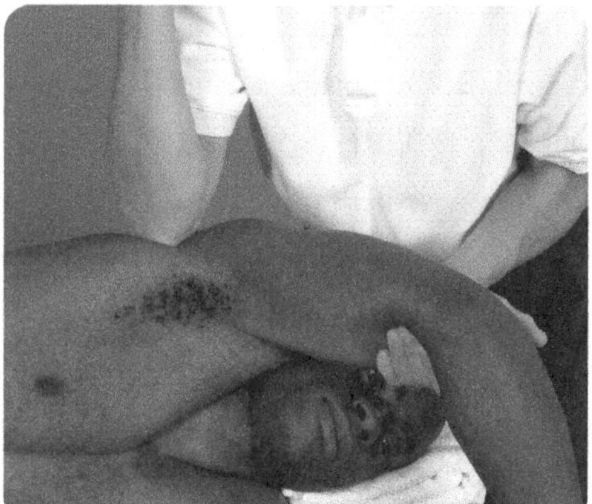

按摩该区域前使之充分预热，接着用肘部隔着衣服或毛巾轻轻地施力。（图中，为了识别施力的位置，我们去掉了面巾。）

问：当你做上述治疗时，被动移动客户的手臂会发生什么变化？

取走毛巾，舒缓按摩的区域。

5. 使用前臂按摩腰方肌

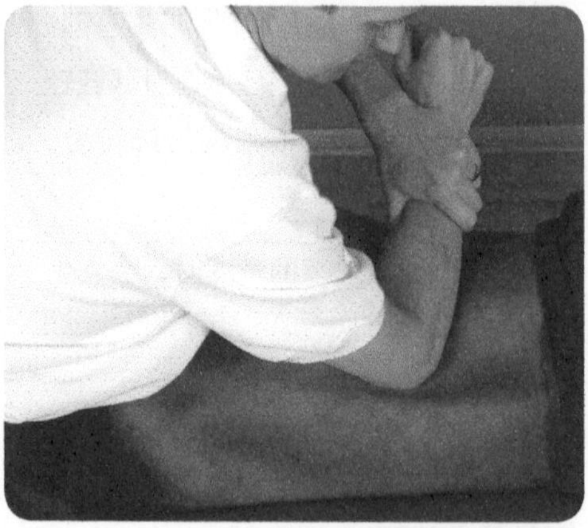

沿着客户的胸部按摩至腰部。在该区域涂抹按摩油后，练习使用前臂进行按摩，使用一侧手臂（如图所示），或者双臂交叉成剪刀状向下扫至髂嵴。

问： 用前臂按摩该区域时，你应该站在哪里？

问： 使用该按摩技术，需要采取大支撑面的站姿吗？

6. 使用肘部按摩腰方肌

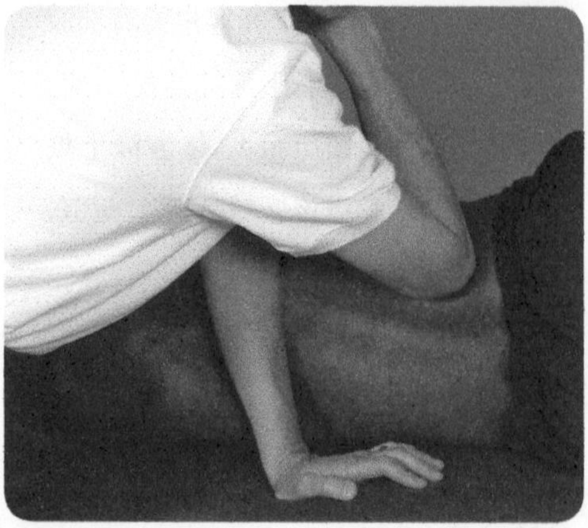

确定已完全预热该区域后，再次使用面巾遮盖以防止滑动，按压腰方肌。确保按压后，完全舒缓该区域。（图中，我们去掉了面巾。）

如有必要，用毛巾围盖客户的上肢，方便按压这一区域后，接着按压下肢。

问： 用这些技术按压上肢需要多长时间？

接下来，按压客户的下肢。

7. 治疗跟腱

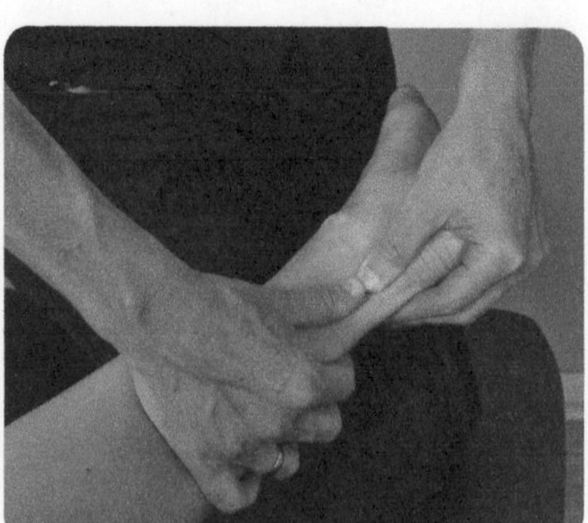

坐在沙发的边缘，轻轻地拿起客户的脚踝，按压跟腱。注意触摸跟腱的方式，并在这个姿势下沿着跟腱向上按摩至小腿。

问： 在这个姿势下也能进行足部和小腿按摩吗？

8. 使用拳头按摩小腿内侧

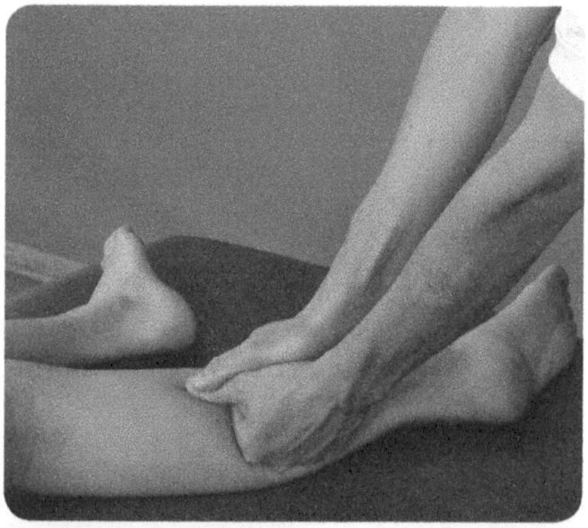

站在按摩床的一角，用拳头慢慢地向上按摩小腿肌肉内侧，轻轻地向按摩床方向施力。注意，在按摩小腿内侧时，避免将肌肉按压在腓骨上。

问：用拳头按压时，是右拳握成杯状还是左拳握成杯状？哪个效果更好？

问：你能用这种方式按压到小腿内侧的全部吗？

用轻抚法按摩该区域。

9. 使用肘部按摩小腿内侧

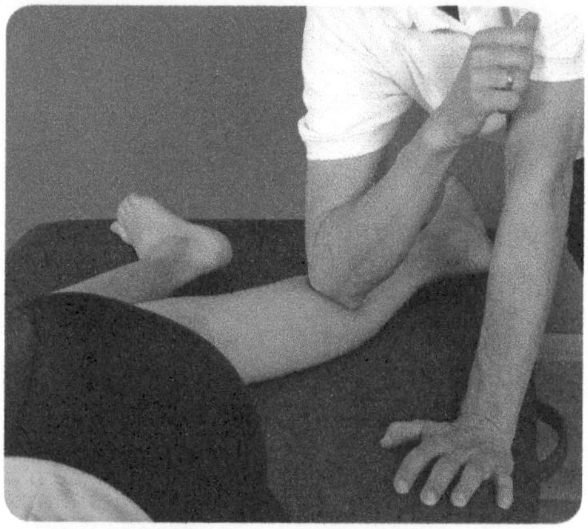

涂抹按摩油，用肘部小心并慢慢地沿小腿内侧向上滑。如有需要，用一只手做引导，如第137页所展示的技术。

问：当你使用该技术时，身体姿势会发生什么变化？你能做什么去调整吗？

舒缓该区域，并滑过膝盖至大腿。轻抚按摩大腿内侧。

10. 使用前臂按摩大腿内收肌

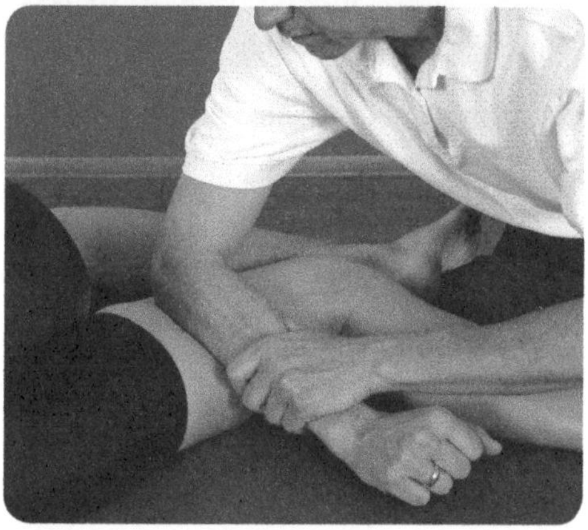

现在练习使用前臂按压大腿内侧，向着按摩床方向按压该肌肉。记住，避免太过深压股骨内上髁。

问：使用前臂进行轻抚按摩时，应如何站立？

问：能返回至脚踝，找到一种轻抚方法沿着脚踝按摩至小腿、再到大腿内侧，使整个下肢连起来吗？你必须在按摩床周围移动才可实现这些手法吗？

如有需要，遮盖已按摩完的下肢（靠近按摩床的一侧），因为接下来要按摩上面的大腿。

11. 使用前臂按摩ITB

先用常规手法按摩大腿外侧，接着再用前臂。这一次要小心，不要太过深压膝盖附近的股骨外上髁。

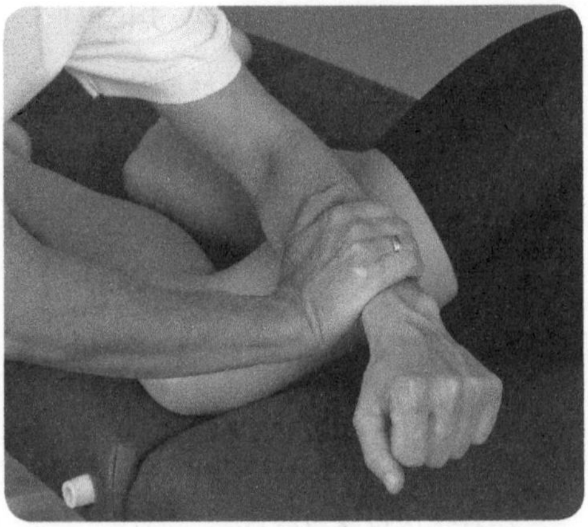

问：用哪边的前臂最合适？左边的还是右边的？

问：用另一只手辅助前臂施力时，会发生什么情况？

问：需要采用弓箭步姿势来使用该技术吗？

12. 使用前臂按摩臀肌

可以先直接按摩臀部，再遮盖毛巾按摩该区域，或者仅用前臂隔着毛巾按压臀肌。

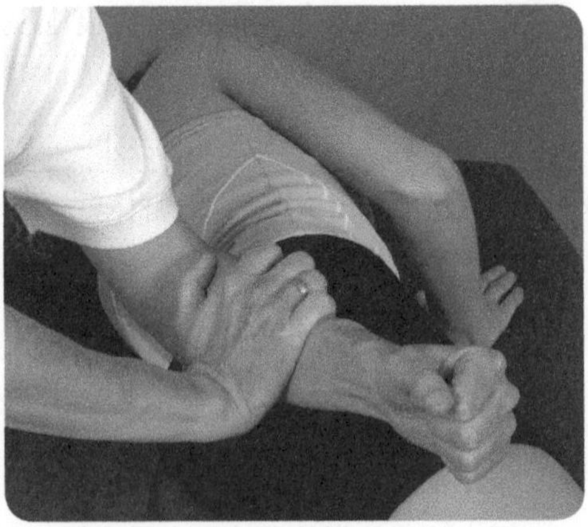

问：你能辨别客户感到特别紧张的区域吗？或者采用这种方式按压他们反应感觉良好的区域吗？

问：你总共花多长时间应用这些技术按压下肢？

现在帮客户转身，接着回到第一步，用同样的技术按压另一侧。

仰卧位

该常规按摩方案共包括14个部位：下肢7个，上肢7个。

1. 使用肘部按摩胫骨前肌

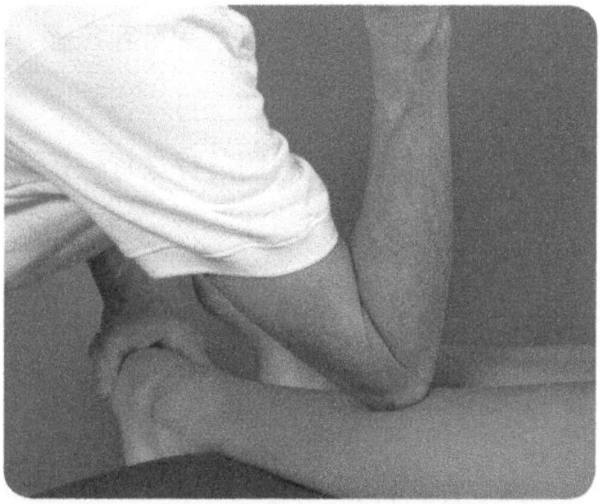

按摩完小腿前面后，用肘部剥离胫骨前肌。记住，要慢慢地按摩，如有必要，用另一只手的虎口引导肘部。

问：应用该技术时，如果客户移动脚踝，会有何影响？

问：按摩时肘部始终停留在胫骨前肌上容易吗？

问：用该技术按压胫骨前肌的哪个部分，客户最有感觉？

将该块肌肉组织剥离该区域后进行舒缓，并轻抚按摩至大腿。

2. 使用前臂按摩股四头肌

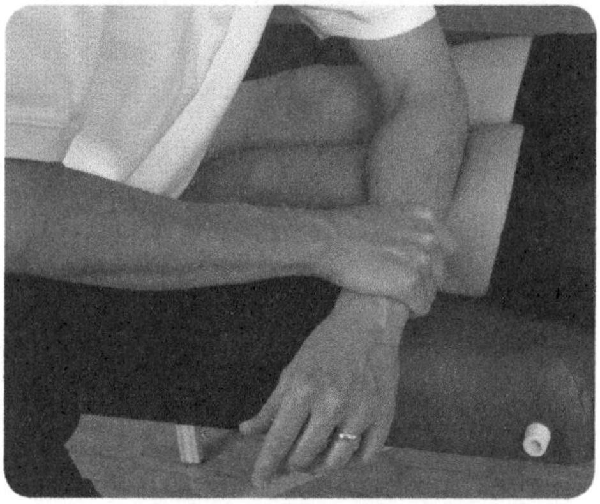

采取常用的轻抚和揉捏手法预热股四头肌，然后使用前臂按摩该肌肉。

问：你喜欢使用哪边的前臂？你能任意使用两边的前臂吗？

3. 使用前臂按摩ITB

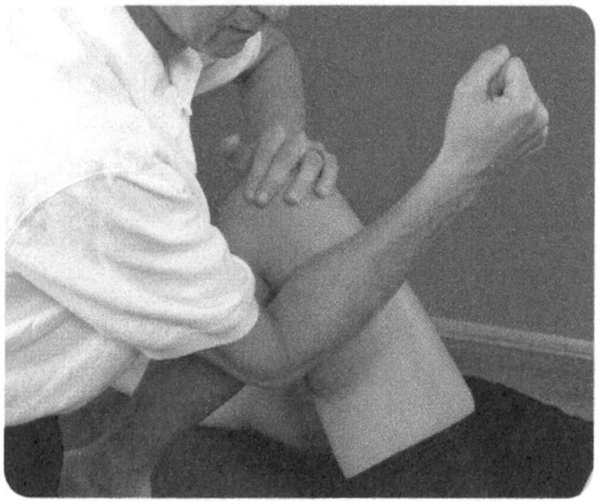

弯曲客户的膝关节，一只手扶住膝盖，用前臂按压，并轻抚髂胫束和大腿外侧。

4. 使用前臂按摩大腿内收肌

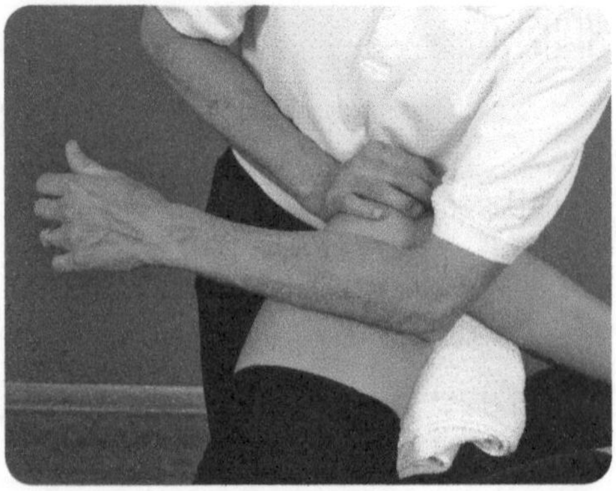

轻轻地外展客户臀部，让其大腿靠在按摩治疗师的膝盖或长枕上。注意：不要太过深压股骨内上髁，练习使用前臂慢慢地轻抚大腿内收肌，抚至客户感觉合适的位置。

问：你能用任意一侧前臂进行轻抚按摩吗？

问：在该姿势下，你的背部感觉如何？可以采取什么措施来保护你的腰背吗？

问：客户更喜欢哪种技术？是仰卧位，还是四分之三卧位治疗大腿内收肌的按摩技术？

问：你更喜欢在哪种姿势下治疗该肌肉群？

5. 挤压小腿

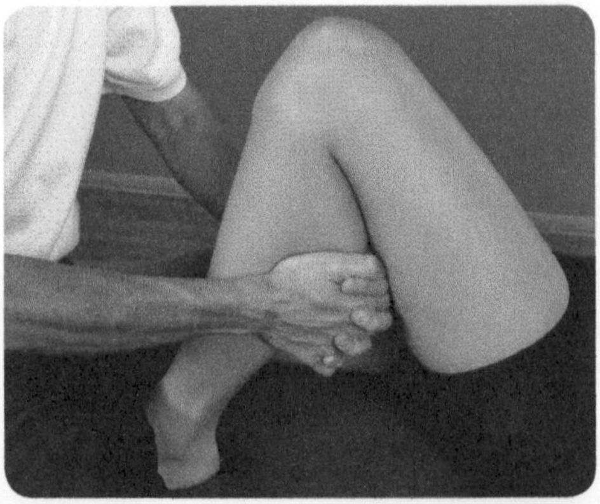

让客户的膝盖仍然弯曲，按摩治疗师坐在按摩床和客户的脚背上，轻轻挤压其小腿肌肉。如果客户的小腿毛发很多，需要在未按摩过的区域涂抹更多的按摩油。

6. 使用前臂按摩小腿

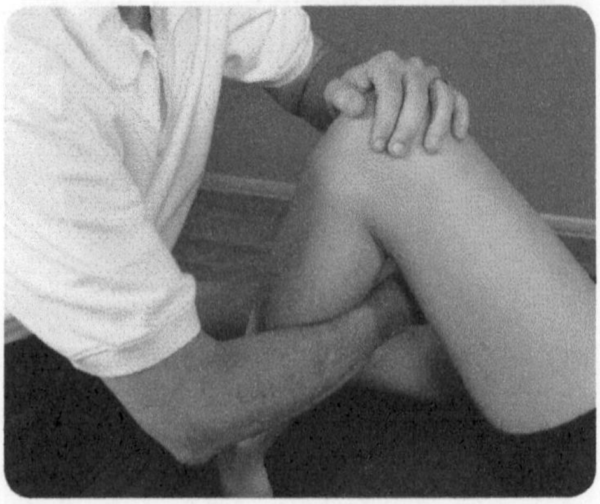

用一侧前臂，练习从脚踝到膝盖按压和轻抚小腿，接着换另一侧前臂，根据需要，换手扶住客户的膝盖。

7. 使用前臂按摩腘绳肌

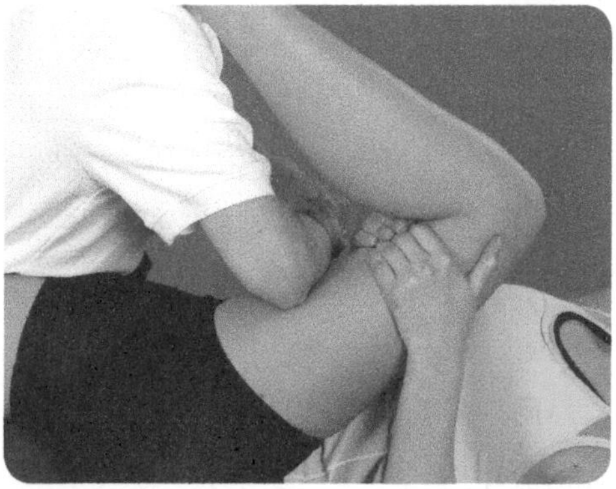

坐在按摩床上，抬起客户的腿部，用前臂按摩腘绳肌，从膝盖按至臀部。

问：客户对用这种方式抬高其大腿有何感觉？

可以接着按摩这一侧小腿和大腿的前面，接着从踝关节到胫骨前肌，再到股四头肌。重要的是，为客户两侧进行按摩，换另一条腿时，要遮盖按完的一侧。完成双侧下肢按摩后，接下来按摩客户的上肢。

问：用这些技术按压下肢总共花了多长时间？

8. 挤压手掌

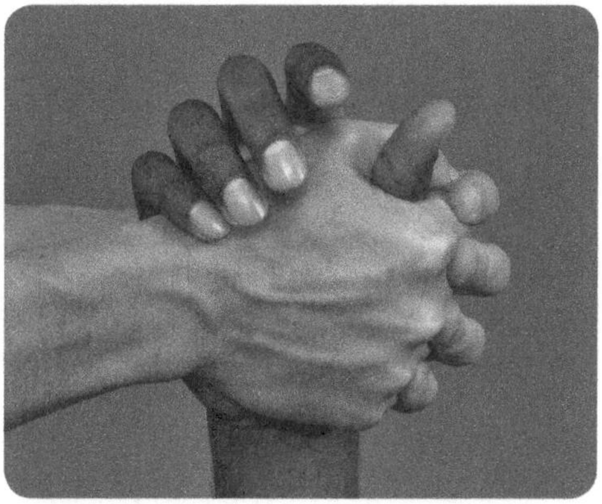

挤压手掌，确保按压和拉伸到大、小鱼际。

问：坐在按摩床一侧和站着使用该技术，感觉有何不同？

轻抚按摩整个上肢。

9. 使用拳头按摩肱二头肌

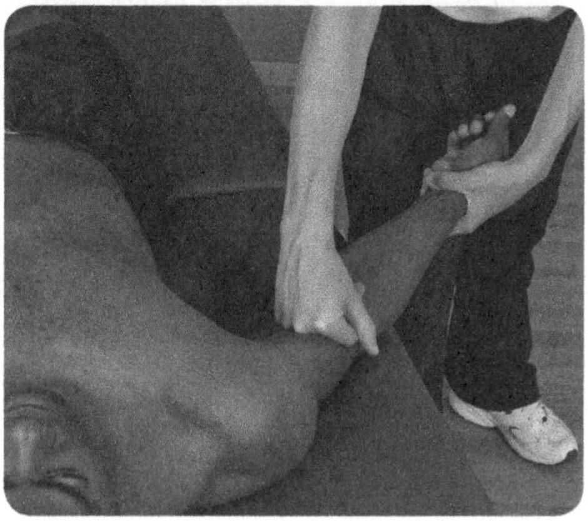

如图所示，握住客户的上肢，慢慢地用拳头按压其肱二头肌。接着从手部按压至前臂，再到上臂，注意不要压入肘前窝。

10. 使用前臂按摩肱三头肌

小心地将客户的上肢抬至其头顶，找到一个舒适的姿势按摩肱三头肌，如图所示。涂抹按摩油，使用前臂进行轻抚按摩。将客户的手臂放回按摩床，然后同样再次从手部按压至前臂，最后到上臂。

问：在该姿势中，你喜欢使用哪一侧的前臂？

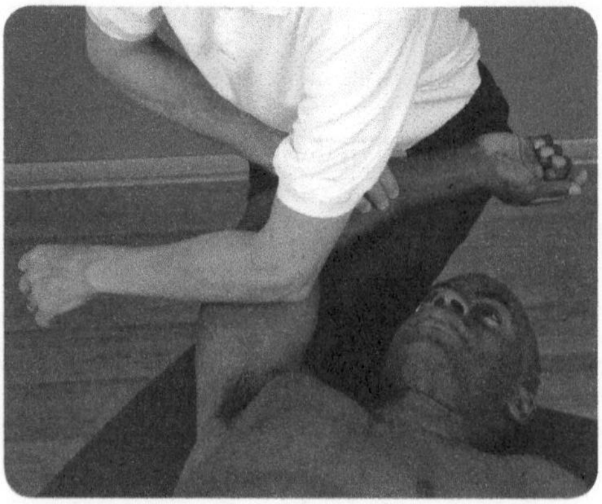

11. 使用拳头按摩胸肌

在客户的胸部涂抹少许按摩油，然后轻轻地用拳头按摩。客户的手臂涂抹按摩油后会变得很滑，你可以用一条小毛巾包裹轻轻握住其手臂。（在图中，我们已取走毛巾。）

完成按摩后，按第8步、第9步、第10步和第11步按压客户的另一侧上肢。

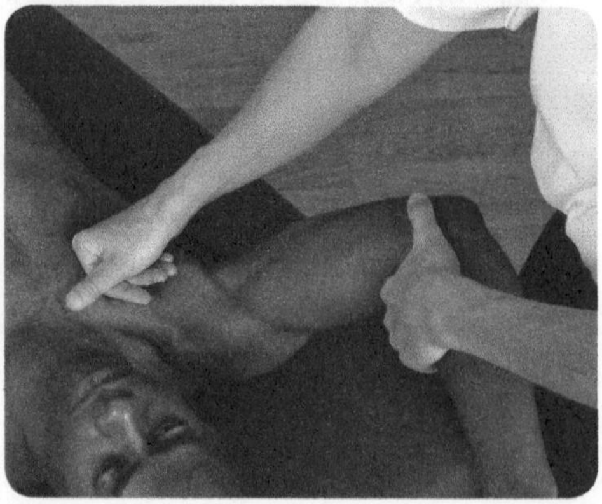

12. 使用工具按摩斜方肌

现在已经完成了两侧上肢的按摩，用你觉得合适的技术轻抚客户的颈部。当感到该块肌肉组织已经预热好了，客户开始放松了的时候，在该区域遮盖一块小面巾，用工具轻轻地按摩斜方肌上束肌纤维。确保要舒缓该区域。（在图中，我们已取走面巾。）

问：进行该按摩时，需要采用什么样的姿势？跪姿吗？

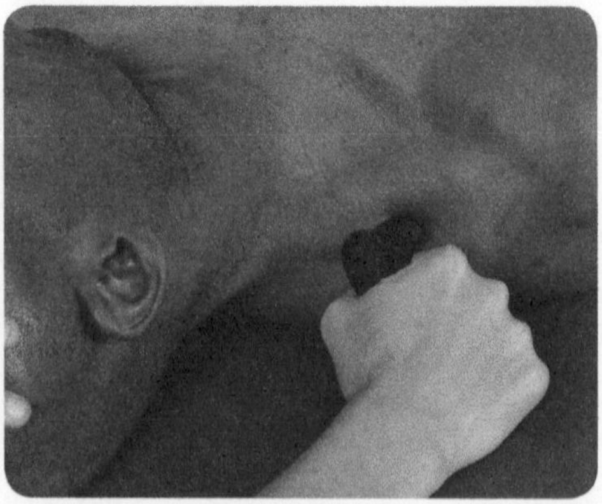

13. 使用指腹按摩颈肌

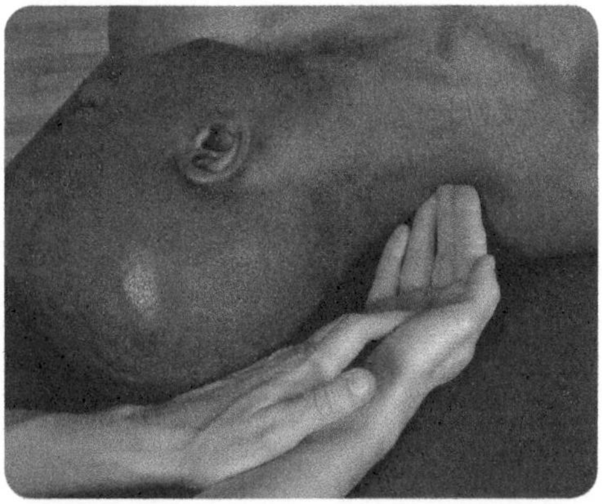

轻轻地按摩客户的侧颈，确保避免深压颈椎横突。如果是第一次使用该技术，要通过客户的反应，确定在哪些部位施力感觉最好，以帮助你触压颈部侧面。

问：如果采用跪姿治疗颈部，会发生什么情况？

采用第12步和第13步对客户的另一侧颈部进行治疗。

14. 使用指腹按摩枕骨区域

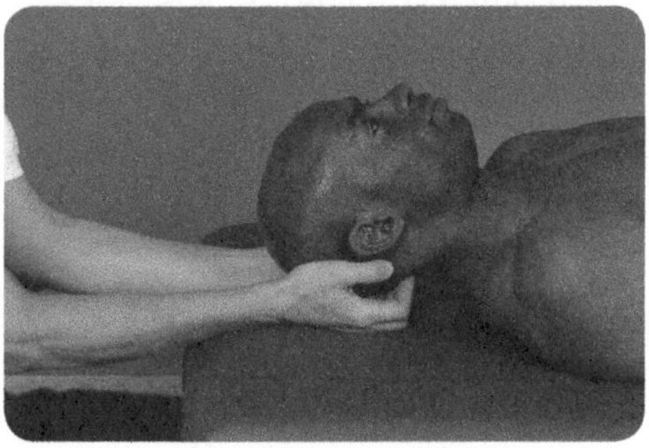

最后，用双手触压客户颈后部，轻轻地牵引组织，按入肌肉丰富的区域，避免按压颈椎的棘突。让客户的头部重量完全压至自己的手指上面。以轻柔的抚摩按压结束。

问：在仰卧位用这些技术按压上肢总共花了多长时间？

问：总的算起来，对身体两侧进行14个部位的按摩，共花了多长时间？

俯卧位

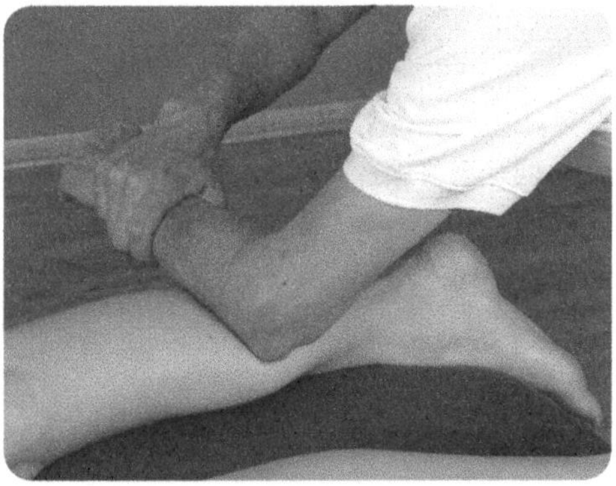

该常规治疗流程包含16个步骤：下肢8个，上肢3个，躯干5个。

1. 使用前臂按摩小腿

使用轻抚法预热小腿肌肉，再使用前臂轻柔按摩。

问：你可以任意使用自己两侧的前臂吗？

2. 使用前臂松解软组织

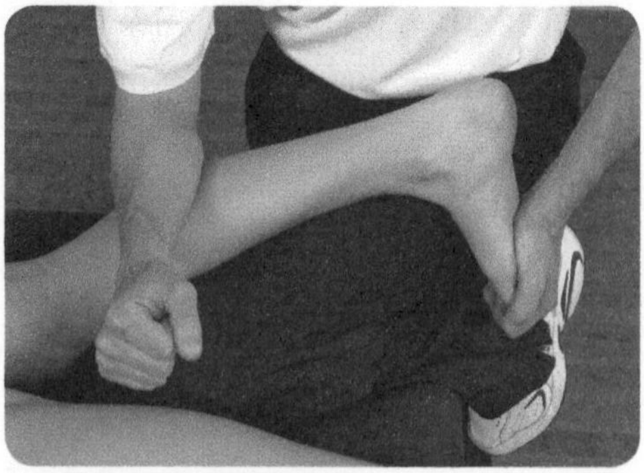

弯曲客户的膝关节，用前臂轻柔按摩的同时，主动和被动背屈客户的脚踝。

问： 与第1步相比，客户的感觉如何？更轻、更深的按摩有何区别？

3. 使用肘部按摩小腿

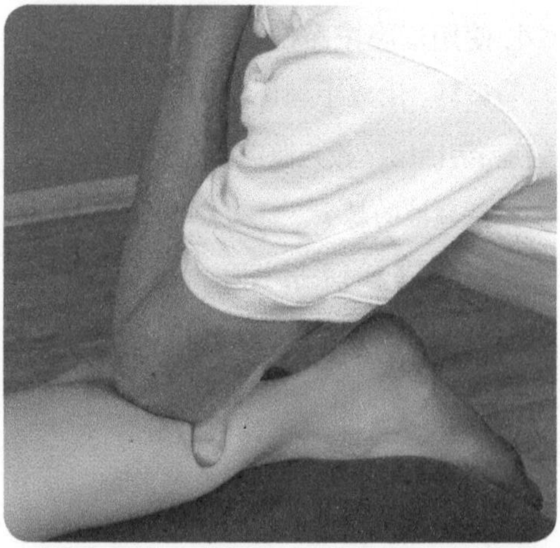

充分预热小腿上的肌肉组织后，按摩治疗师用一只手的虎口引导另一侧的肘关节，条状按压其小腿。不要按入腘窝。

问： 使用该技术时，为保持姿态稳定，应如何站立？

4. 挤压小腿

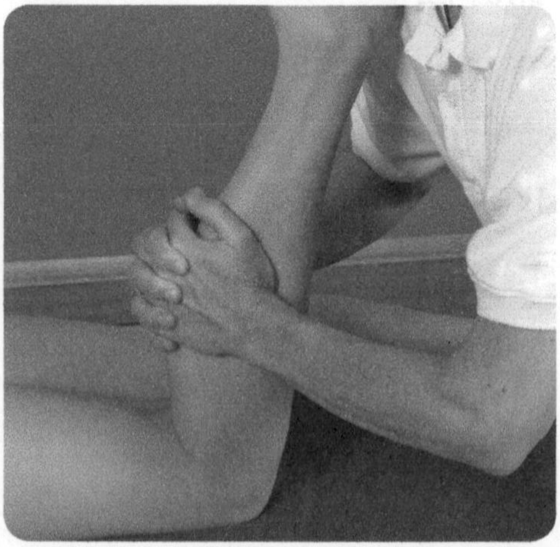

按摩治疗师坐在按摩床上，舒缓和挤压小腿。

问： 需要涂抹按摩油吗？

5. 使用拳头按摩胫骨前肌

让客户采取如图所示的姿势，在其小腿上涂抹按摩油，用拳头轻轻按压胫骨前肌。将小腿放回按摩床。

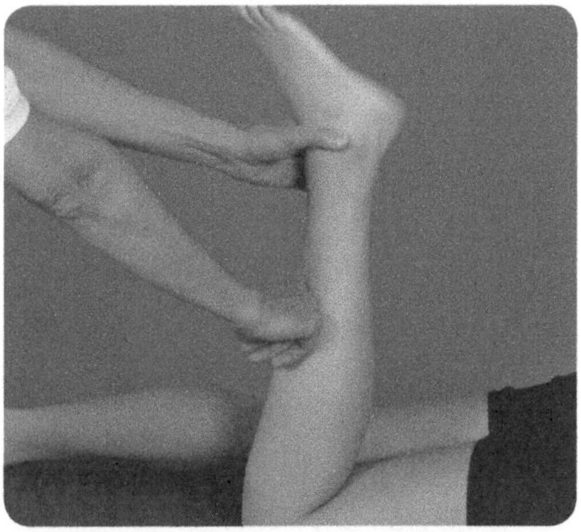

6. 使用前臂按摩腘绳肌

返回至脚踝，沿着脚踝经由小腿轻抚按摩至大腿。接着用前臂按摩腘绳肌。

问：使用该技术时，应如何站立，才能避免按摩治疗师的背部受到伤害？

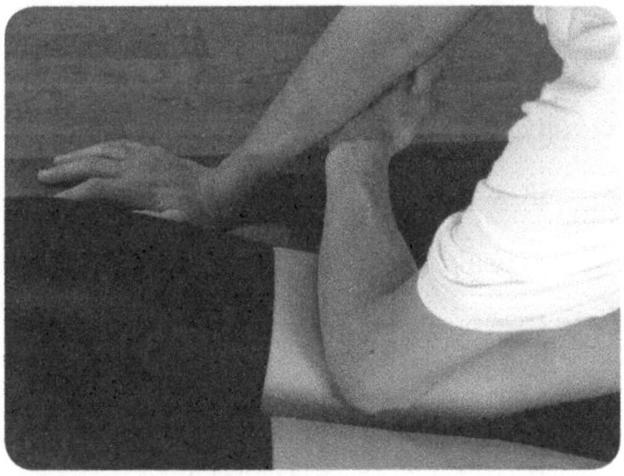

7. 使用肘部按摩腘绳肌

如图所示，用肘部按压腘绳肌。第一次学习该技术时，用另一只手的虎口做引导防止滑落，会非常有帮助。

舒缓腘绳肌，接着再次按摩整个下肢，沿着脚踝经由小腿按摩至大腿。

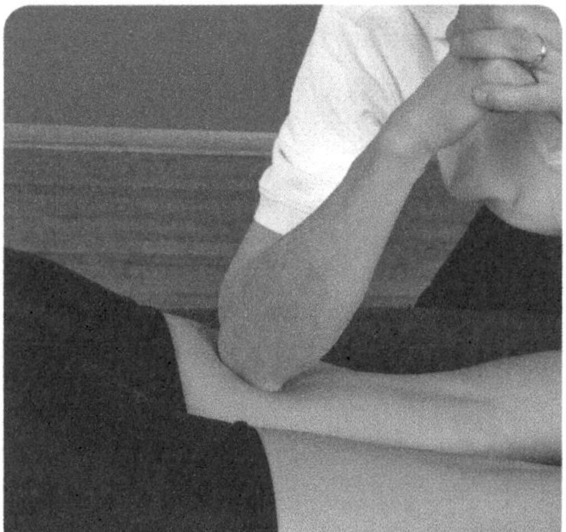

8. 按摩梨状肌

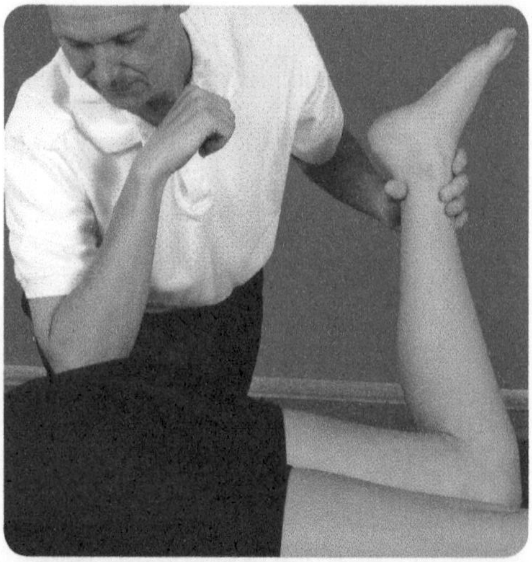

可以先按摩臀部，接着隔着毛巾按压，或者直接隔着毛巾从最小力度开始按压。（在图中，我们已取走毛巾，以便你能够看到确切的位置。）

完成一侧肢体的按摩后，舒缓该区域，并遮盖该侧肢体，然后进行另一侧肢体的按摩。

问：在俯卧位应用这些技术按压下肢，你总共花了多长时间？

按摩完成后，盖住两侧下肢，并开始下一步，按摩上肢。

9. 使用前臂按摩腕伸肌

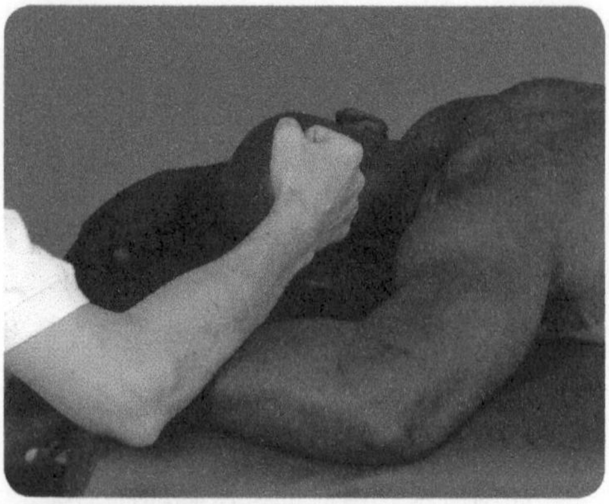

将客户的手臂如图所示摆放，慢慢地轻抚该区域，再使用前臂进行治疗。

问：如果客户在按摩时移动手腕，会有什么影响？

使用双手，按入肩部后侧。

10. 按摩肩部后侧

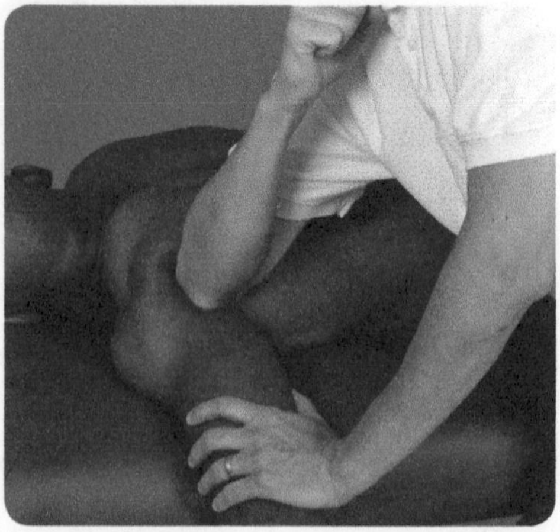

被动向外移动客户手臂至外展位，接着轻轻施力按压。

问：需要跪着使用该技术吗？还是采用较大支撑面的站姿？

11. 牵引盂肱关节

用毛巾裹住客户的手臂并握住（如果有助于你抓握的话），轻轻牵引该关节。

在客户的另一只手臂上使用第9步、第10步和第11步的技术。

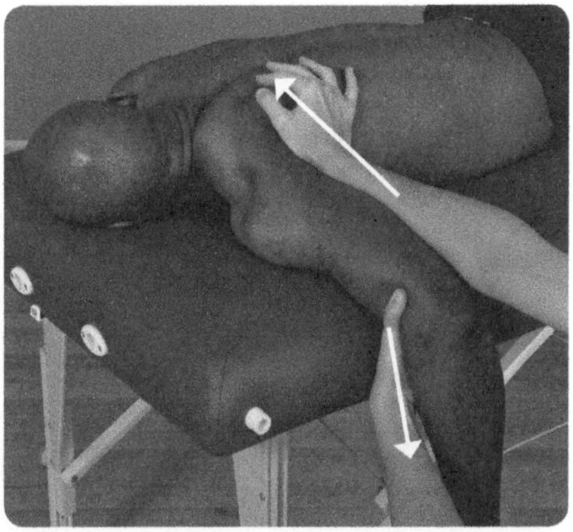

12. 横向拉伸竖脊肌

按照通常方式在客户背部涂抹按摩油。接着在该区域放置毛巾，隔着毛巾横向按压肌肉，以拉伸竖脊肌。取走毛巾，舒缓该区域。（我们已取走毛巾，方便客户观看按摩治疗师手部的位置。）

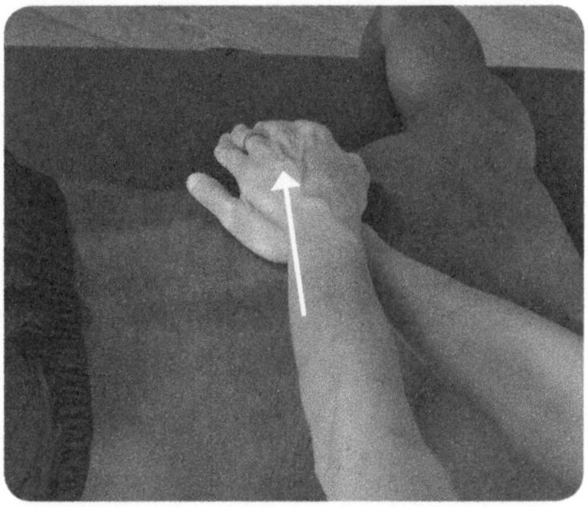

13. 拉伸斜方肌

使用常规手法预热斜方肌，接着双手用力，牵拉这块肌肉，向后倾靠，以获得最大的杠杆力。

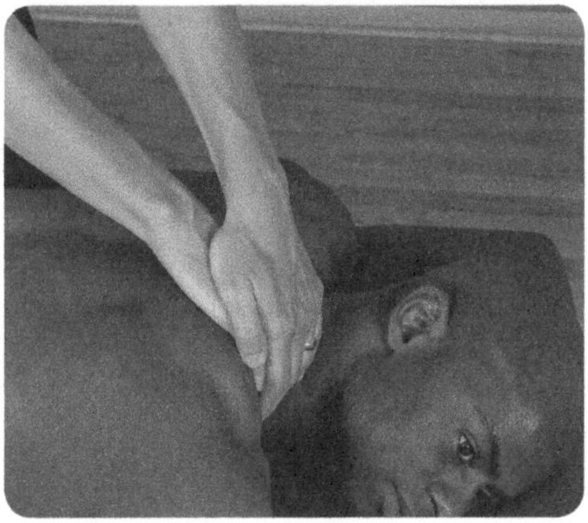

14. 使用前臂按摩斜方肌

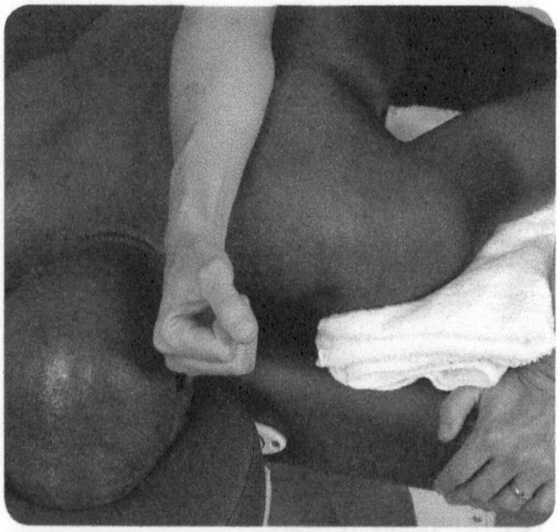

现在尝试不同的技术。在客户手臂下方铺垫毛巾或长枕，按摩治疗师用前臂在其肩胛骨内侧缘周围轻轻地滑动。为了做对比，请尝试垫和不垫毛巾两种方式下使用该技术。

问：客户喜欢哪种方法？垫还是不垫毛巾哪个效果更好？

问：你喜欢哪种方式？

15. 按摩冈上肌

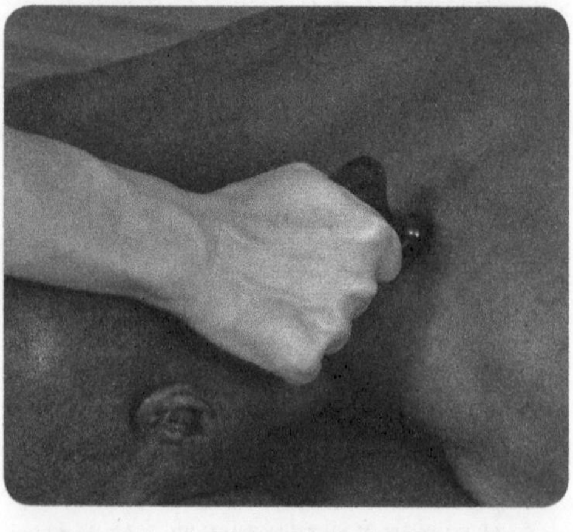

在斜方肌上束上放置一块面巾，接着使用工具轻轻地按压该肌肉组织和冈上肌，按压后舒缓该区域。（我们已取走毛巾，以便你可以看到工具按摩的位置。）

16. 使用指腹按摩颈肌

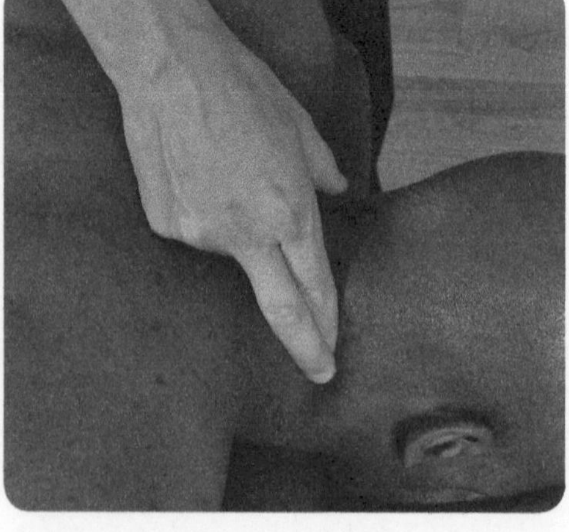

最后，触压颈部后侧。颈部的哪一部分肌肉最丰富，哪一部分就可以施加更深的按压力。

现在，在身体的另一侧使用第12步到第16步。完成后，轻抚按摩背部和颈部。

问：应用这些技术在俯卧位进行按摩，你总花共了多长时间？

案例研究

深层组织按摩可以针对各种不同情况的客户加以应用。这里列举了三种不同情况的客户，并采用不同体位为客户进行治疗的案例来回顾。第一位客户是一名女性健美运动员，对她来说，深层组织按摩后来成为禁忌；第二位客户是一名跑步爱好者，髂胫束紧张导致他膝盖疼痛；第三位客户是一名年轻人，打网球时手腕骨折了。这些案例表明了这些技术的适用性，强调了某些禁忌，启发你在应用深层组织按摩为客户提供服务时，应考虑深层组织按摩的应用范围。此外，应为所有客户建立病历，没有人在接受治疗前没有初始禁忌症的。

客户A：女性健美运动员

该客户是一位30岁的女性健美运动员，也是一名私人教练，她没有明显的损伤史。她仅要求定期对腰背和下肢后侧进行一系列的深层组织按摩，每周仅治疗一次。她以前接受过不同按摩治疗师的按摩服务，对于不同肌肉群按摩已经形成某种偏好，并且要求去掉某些部位的治疗，如臀部、上肢、下肢前侧和腹部。除了这些部位的治疗外，她觉得一小时的深层组织治疗可以更好地解决她下背部和腘绳肌长期僵硬的问题，她的上背部感觉还好，但是她表示从来都没有按摩治疗师能够提供令她满意的按压深度。她还特别想在斜方肌上束和菱形肌区域接受深层组织按摩。她说喜欢这里有疼痛感，当她感到有一点疼痛时，会觉得按压“够深”，有点效果。

这是一位对解剖学和生理学非常了解的客户，能够从疼痛的程度判断治疗的效果。她对于想要从治疗中获取什么以及身体什么部位需要按摩非常清楚。首先，客户A似乎觉得不忍受一些疼痛就无法达到她所期望的治疗效果。进一步提问后发现，在她描述深层组织按摩的“疼痛”时，并不是一种忍受的态度，而是一种享受的感觉。

协商治疗方案后，第一次治疗当作是对双方的一种评估，以确定客户最满意的按压力度和按摩技术类型。我们还用第一次的治疗来衡量客户保持俯卧位一小时的感觉。很多客户长时间面朝下俯卧会感到不舒服，还会由于腰椎前凸而引起下背部疼痛。客户同意在腹部下方垫一个枕头以减轻腰椎前凸。

接受第一次治疗后，客户A和我均能够更好地理解治疗预期。她继续每周接受相同性质的治疗，并同意治疗中涵盖股四头肌。经过近一年的治疗取得了相当的成效，但是，有一天，客户来了，说她突发严重下背部疼痛正在看医生。尽管想要接受与往常一样的治疗，但是最终还是同意推迟治疗，等到背部疼痛诊断结果出来再按摩。后来的诊断结果发现情况很严重——由于椎骨超重负荷，下背部完全禁忌按摩，并且禁忌采用俯卧位。

客户不想身体的其他部分接受任何其他形式的按摩，于是决定不再继续为该客户提供深层组织按摩。客户感到失望，最终还是勉强同意我遵守有关按摩禁忌条件的职业指南。

客户B：跑步爱好者

客户B是位经常参加马拉松和半程马拉松比赛的女性客户。她的左膝外侧出现了持久的疼痛，想要接受按摩消除该疼痛。她说以前也按摩大腿外侧，并且有效，但是这次却无法消除膝盖的疼痛。客户主动拉伸髂胫束和臀肌，她觉得“做得不够”。接受一系列膝关节标准测试后，结果均显示为阴性。但是，Ober测试与触诊结果显示髂胫束非常紧绷。有人提出，紧绷的髂胫束可能引起这个问题，它会与外上髁（即她疼痛的地方）摩擦。我给她看了一张髂胫束的照片，阔筋膜张肌和臀大肌止于髂胫束。我解释说，为了减轻髂胫束紧张，有必要治疗这些肌肉，以及股四头肌。

客户同意了这一按摩方案，并同意右腿也接受治疗。在15天的时间里，她接受了3次治疗（大约每隔5天接受一次治疗），每次仅40分钟（每条腿大约按摩20分钟），其中包括静态按压阔筋膜张肌和臀肌，在此期间她同意减少跑步的距离。该客户积极参与治疗，虽然并不喜欢按摩放松。她喜欢四分之三卧位用前臂按摩大腿外侧，在该姿势中她能够主动弯曲和伸展她的膝盖，我也能够在该姿势下按压她的阔筋膜张肌和臀肌。

3次深层组织按摩后疼痛问题解决了，我建议她每月来一次接受维持治疗。我还向她展示了如何自己静态按压阔筋膜张肌。

客户C：手腕损伤

客户C是一名男性，在打网球时不小心摔倒致左前臂骨折，打了6周的石膏。石膏拆除后，接受了两次物理治疗，他承认“没有真正做练习”。他的手腕不疼但僵硬，他想回去打网球。幸运的是，左手不是他的惯用手。关节活动范围测试显示，该侧手腕所有动作范围均不足：弯曲、伸展、手桡侧屈和尺侧屈。他的手指在掌指关节可以完全屈曲，但伸展范围有所下降。客户同意接受上肢深层组织按摩，主要是前臂屈肌和伸肌。每次治疗前后都会测量手腕和掌指关节的活动范围，每周测一次，共6周。6周过后，活动范围明显改善，他能回去打网球了。

结束语

你已经按照常规方案练习了所有技术，并阅读了案例研究，现在应该有很多的想法将深层组织按摩技术融入你自己的实践中。世界上拥有各种各样的深层组织疗法和方法，并且仍在不断发展。本书提到的方法对我很有帮助，我希望对读者也有帮助。作为一名按摩治疗师，欢迎同行给予评论，提出问题和建议。

小问题参考答案

第1章

1. 本书介绍的两种主要的深层组织按摩技术是按压技术和拉伸技术。

2. 要提高深层组织按摩的力度，可采取下列任一方法：

- 增加施力；
- 保持相同施力，减小按压的面积；
- 增加施力，减小按压的面积；
- 让客户收缩与你正在治疗的肌肉相拮抗的肌肉；
- 无需加深力度，只需增加拉伸技术，带来一种深压的效果。

3. 运动按摩和深层组织按摩不同。深层组织按摩技术可以作为运动按摩治疗师所使用的一组技术，也可以为其他希望提供更深度按摩的按摩治疗师所使用。

4. 该问题的答案取决于你自己！

5. 将某些深层组织按摩技术纳入坐式按摩方案应具备的三个条件是：

- 坐式按摩方案的持续时间往往短于瑞典式按摩方案；
- 按摩治疗师提供的坐式按摩通常不想达到深度放松；
- 坐式按摩方案通常采用几分钟轻快的轻叩法，帮助客户适应工作环境。

第2章

1. 三个有关“一分疼痛一分见效”的问题如下：

- 是否符合道德标准；
- 是否合法；
- 是否真的比无疼痛的深层组织按摩技术更加有效。

2. 使用深层组织按摩可能实现的治疗目标如下：

- 减轻痉挛；
- 促进治疗扳机点；

- 提高关节活动范围；
- 促进深度放松；
- 调节特定肌肉群的紧张度；
- 改善骨骼肌失衡；
- 帮助改善姿势。

3. 在按摩之前，你可以选择下列任意一种积极的情绪状态。

平静

关怀

同情

自信

尽责

创新

务实

有效

激情

乐观

积极

敏感

4. 可以将按摩床降低5厘米以促进深层组织按摩。

5. 深层组织按摩可能产生的副作用是：

- 头晕和定向障碍；
- 瘀伤；
- 肌肉有类似于延迟性肌肉酸痛（DOMS）的感觉。

第3章

1. 使用前臂技术时握拳，客户会感到力度增加。

2. 使用拳头按摩存在的难点是要求按摩治疗师在保持肘部笔直的同时手腕处于中立位。

3. 除了身体向客户倾靠，只需稍微弯曲肘部一点角度，便可让客户感到施力大幅度增加。

4. 使用肘部实现剥离技术时，为了防止肘部滑动，需要使用另一只手的虎口引导肘部。

5. 在本章所述的所有技术中，使用前臂最适用于按压相对扩散的大面积肌肉，而按摩工具（或肘部）更加适合治疗小面积特定点。

第4章

1. 使用干式拉伸时，可以在治疗区域涂抹少量按摩油，隔着面巾或毛巾拉伸，以加强深度按压的感觉。

2. 牵引技术不适用于以下客户：关节有过度柔软征或已诊断为患有关节过度柔软征的客户；关节脱臼或关节不稳的客户；患有已知炎性关节病状的客户；患有强直性脊柱炎或融合关节的客户；皮肤脆弱的客户。

3. 涂抹按摩油后使用拉伸技术时，让客户主动活动关节有助于减少该肌肉的紧张度。

4. 治疗腕伸肌时，让客户的手腕伸出按摩床一侧，这样就可以弯曲腕关节。

5. 按摩治疗师借用杠杆力有限时，难以被动活动关节，并应用按压技术。

第5章

1. 使用肘部为四分之三卧位客户治疗腰方肌时，最好避免按压其肋骨和肾脏区域。

2. 使用按摩工具为采用仰卧位的客户治疗斜方肌上束肌纤维时，按压肌肉组织的时间要长达30秒以上。

3. 治疗膈肌时，在客户呼气时施力。

4. 为采用俯卧位的客户横向治疗竖脊肌时增加抓握，只需在皮肤上面涂抹少量按摩油，隔着面巾或小毛巾按压。

5. 为采用俯卧位的客户治疗菱形肌和斜方肌上束时，在客户肩膀下方垫毛巾或枕头被动缩短斜方肌上束肌纤维，有时会缩短菱形肌，以便更容易按压这些肌肉组织。

第6章

1. 为四分之三卧位大腿内收肌提供治疗时，也能按压到腘绳肌。

2. 在仰卧位，用前臂进行治疗时，要增加拉伸效果，按压时让客户伸直膝盖。

3. 要确定仰卧位阔筋膜张肌的位置，让客户将腿抬离按摩床，髋关节向内旋转。

4. 为俯卧位的客户挤压小腿时，从脚踝按摩至膝盖以促进血液回流。

5. 在使用肘部治疗腘绳肌时，尽可能按摩至坐骨。

第7章

1. 在四分之三卧位，需通过按压斜方肌中束、菱形肌，以及其周围的筋膜，按压肩胛提肌。

2. 仰卧位用前臂或拳头治疗肱三头肌时，最好避免局部深压腋窝。

3. 可用于治疗客户手部的技术有拳头按压技术和手掌挤压技术。

4. 要确定客户俯卧位时冈上肌的位置，先找到肩胛冈与肩峰相接处所形成的V形骨。冈上肌位于斜方肌上束深层的冈上窝。

5. 如果按压俯卧位冈下肌时客户感到紧张，请停止按压，舒缓该区域，再重新开始。

照片索引

俯卧位

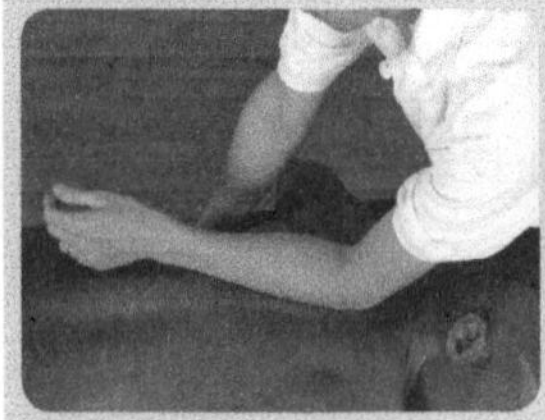

颈部
第98页

肩部
第163页

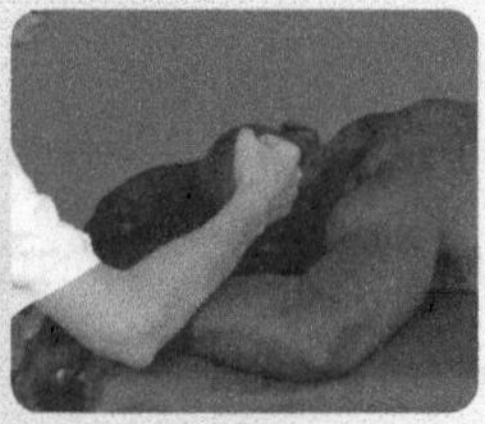

前臂
第165页

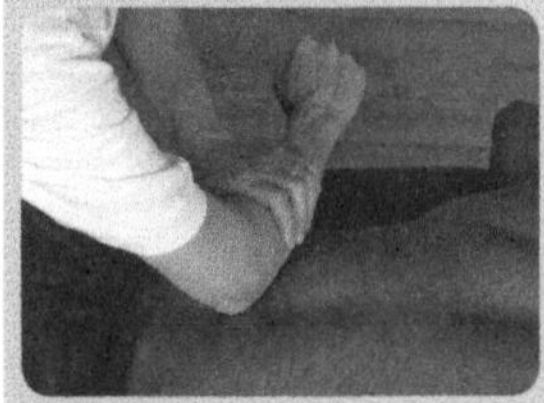

躯干
第95页

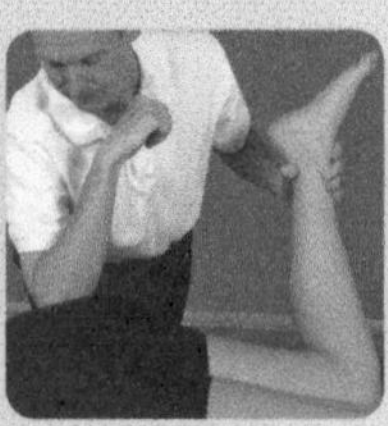

骨盆
第145页

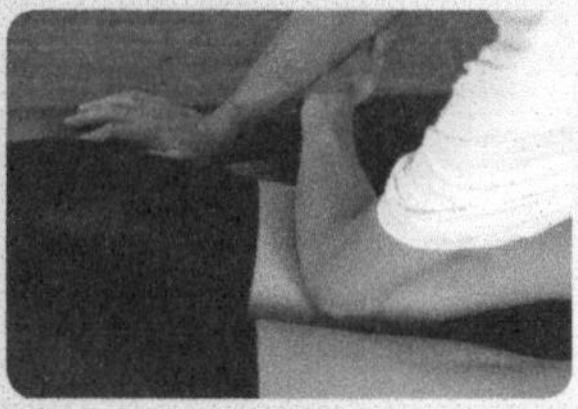

大腿
第142页

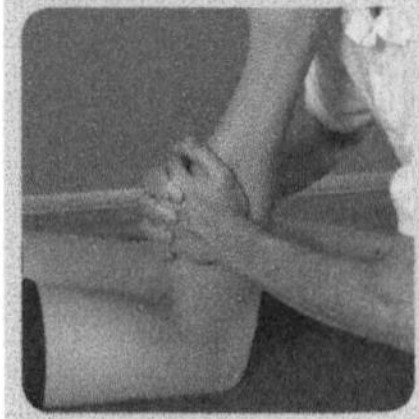

小腿
第141页

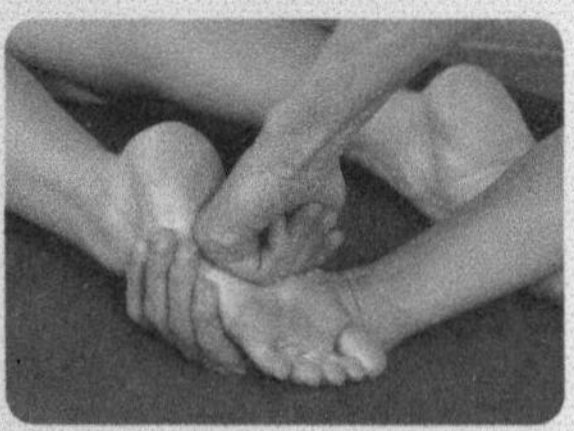

足
第147页

坐位

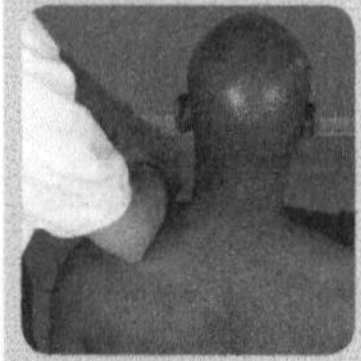

肩部
第101页

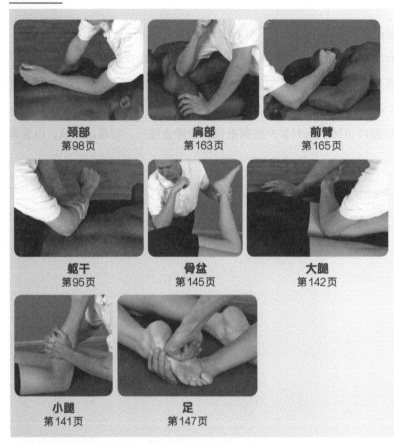

仰卧位

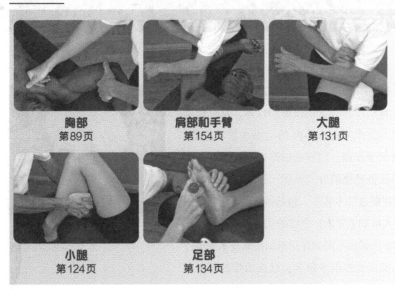

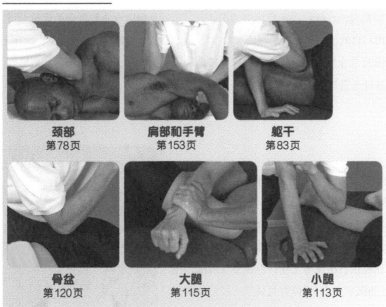

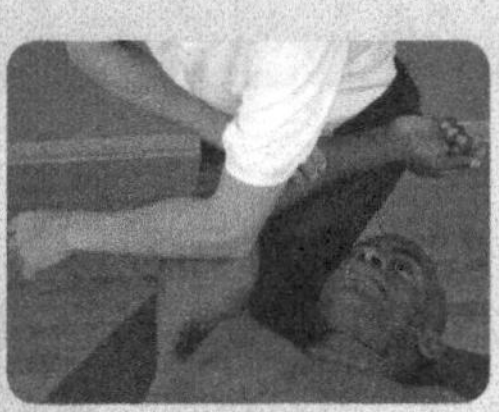

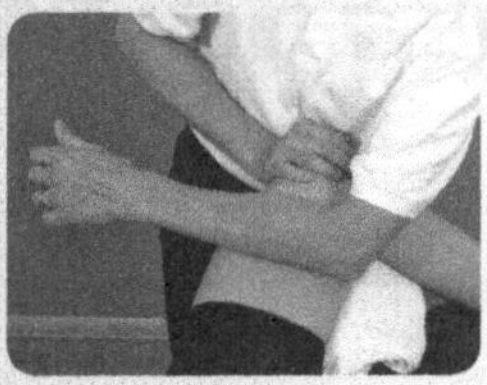

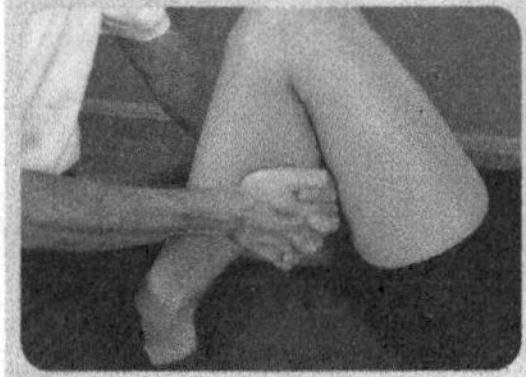

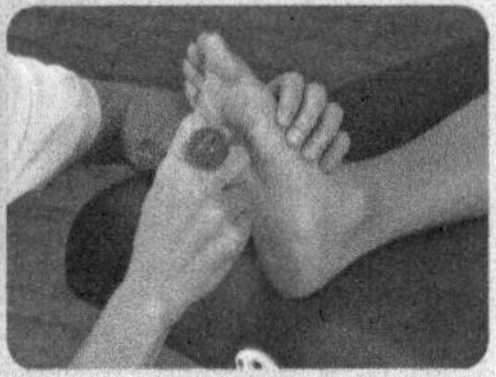

四分之三卧位

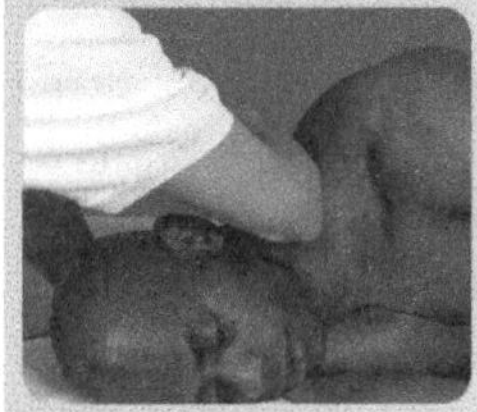

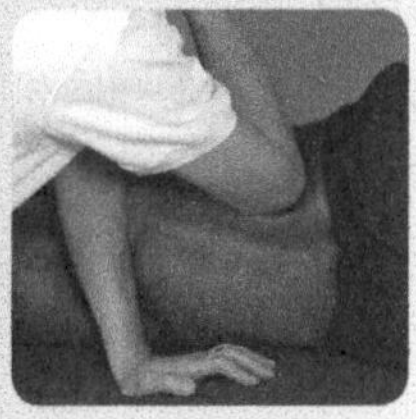

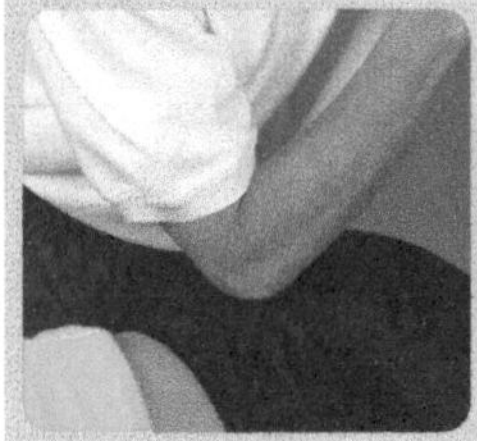

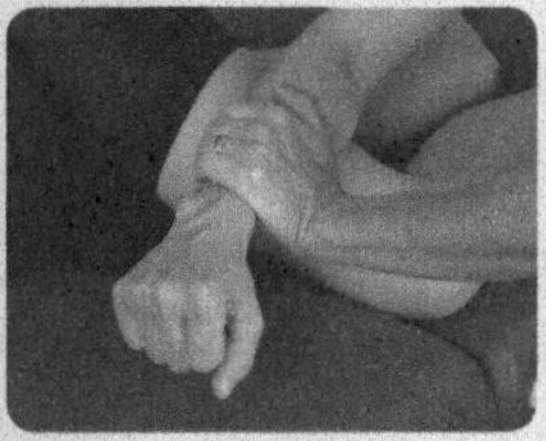

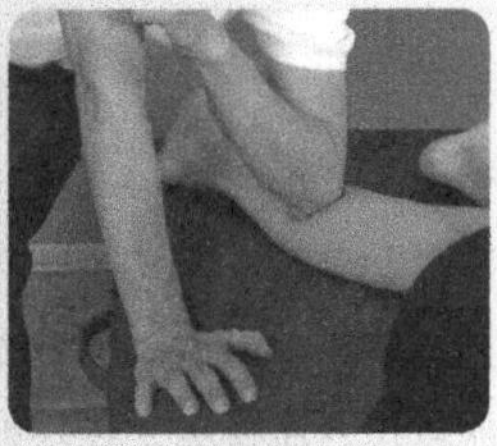

作者及译者简介

作者简介

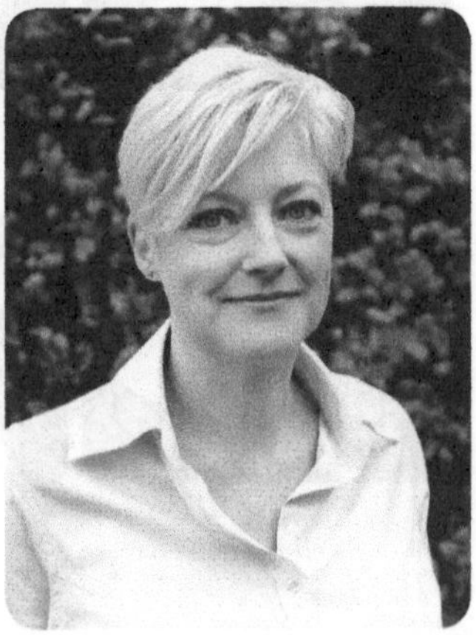

照片由凯瑟琳·福克纳提供。

简·约翰逊是英国伦敦一家按摩治疗公司的负责人。作为一名注册物理治疗师和运动按摩治疗师，她在深层组织按摩（DTM）技术方面有多年的运用和教学经验，并且有扎实的解剖学基础。约翰逊根据自己娴熟的解剖学基础知识，以通俗易懂的方式阐明了深层组织按摩的作用与原理。她接触过很多客户，包括运动员、健身爱好者、办公室工作人员和老年人；丰富的从业经历使她能够根据不同类型的客户采用不同的深层组织按摩技术来进行治疗，同时她还给读者提供了很多自己在治疗过程中积累的小窍门。约翰逊有多年高级按摩技巧授课经历，还做过健身教练、按摩治疗师和物理治疗师，经常通过各种学术会议为全世界的其他治疗师讲解和展示相关技术。

约翰逊是英国物理治疗师特许治疗协会的正式会员，以及健康专业委员会的注册会员。此外，她还是物理与自然治疗师协会的顾问和监察员，以及解剖科学研究所的成员。她在工作之余为治疗师撰写专业文章和时事通讯，喜欢带她的狗远行散步，参观博物馆和展览厅，学习人体科学的各种先进知识和前沿理念。

译者简介

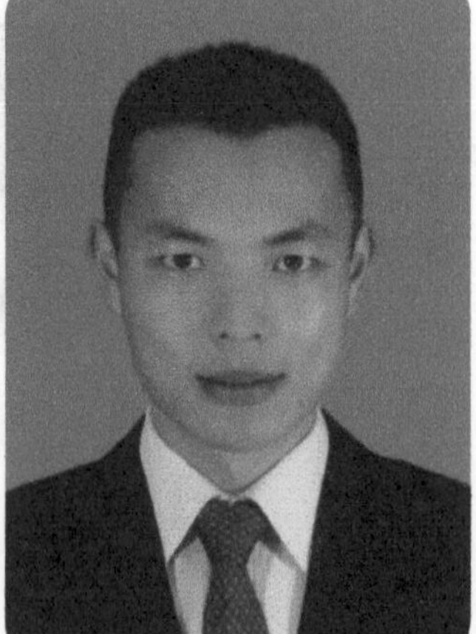

陈俊飞

北京体育大学博士研究生；江苏省体育科学研究所助理研究员；曾参加过2008年、2012年、2016年奥运会的备战工作；曾为国家女子排球队、国家女子马拉松队、国家男子拳击队等提供科技攻关与服务工作；现为江苏省拳击、柔道、摔跤队提供科研保障工作；参编专著两部，在*Obesity*、《中国运动医学杂志》《体育与科学》等中外期刊发表运动科学相关文章十余篇；主要研究方向：运动生理、体能训练、健康促进等；获中国体育科学学会科技三等奖1项；获江苏省体育科学学会科技一、二等奖各1项，三等奖2项；获江苏省体育局二等功表彰1次。